Easy Weight

ECON Lebenshorizonte

Cora Besser-Siegmund

# Easy Weight

## Der mentale Weg zum natürlichen Schlanksein

ETB
ECON Taschenbuch Verlag

Easy weight® ist ein eingetragenes Warenzeichen

CIP-Titelaufnahme der Deutschen Bibliothek

*Besser-Siegmund, Cora:*
Easy weight: der mentale Weg zum natürlichen Schlanksein /
Cora Besser-Siegmund. – Düsseldorf: ECON-Taschenbuch-Verl., 1992
(ETB; 23060: ECON-Lebenshorizonte)
ISBN 3-612-23060-3
NE: GT

2. Auflage 1992


Lizenzausgabe: ECON Taschenbuch Verlag GmbH
Oktober 1990
Umschlaggestaltung: Lutz Kober
Druck und Bindearbeiten: Ebner Ulm
Printed in Germany
ISBN 3-612-23060-3

Dank an Harry und Alfred
und an meine Tochter Lola

# Inhalt

# Vorwort

Gern komme ich dem Wunsch von Cora Besser-Siegmund nach, zu diesem interessanten Buch das Vorwort zu verfassen.

In gemeinsamer psychotherapeutischer Ausbildung zur Anwendung des Neurolinguistischen Programmierens (NLP) habe ich die Autorin und ihren Mann als lebendige, flexible und kreative Therapeuten kennen und schätzen gelernt. Nichts ist beiden neben therapeutischer Effizienz so wichtig wie die Achtung vor der Individualität und Würde des Patienten. Getreu Nietzsches Wort, daß man einem Lehrer schlecht vergilt, wenn man nur der Schüler bleibt und nicht von seinem Kranze rupft, hat die Autorin nicht nur die erlernten Strategien und Techniken verschiedener psychotherapeutischer Richtungen in ihre Praxis integriert, sondern sie in bezug auf Schmerztherapie und Gewichtsreduktion ausgebaut.

Es ist an der Zeit, Psychotherapie von ideologischem Ballast zu befreien und sich auf das menschliche Organ zu besinnen, das sowohl Probleme als auch deren Veränderungen organisiert, nämlich das Gehirn. Wenn das therapeutische Medium die Sprache ist, sind die Funktionsweisen der rechten (Unbewußtes) und linken (Bewußtsein) Großhirnrinde von Bedeutung.

Das Großhirn kann nur denken, indem es Bilder (visuell), Geräusche, Klänge und Wörter (akustisch), Körperempfindungen (kinästhetisch), Gerüche (olfaktorisch) und Geschmackserlebnisse (gustatorisch) verarbeitet. Daher führt die Autorin den Leser immer wieder in die Welt der Vorstellungen, ohne die anderen Repräsentationssysteme zu vernachlässigen.

Easy Weight geht von der Annahme aus, daß im systemischen Zusammenhang zwischen Geist, Seele, Körper und Sozietät unbewußte Organisatoren unser (Problem-) Verhalten völlig automatisch regulieren. Da diese organisierenden Teile unserer Persönlichkeit frei von moralischen Einschränkungen und hocheffektiv arbeiten, wählen sie manchmal Lösungen, die vom Bewußtsein als krank, schädlich oder störend bewertet werden. Aber dennoch ist es sinnvoll, hinter jedem konkreten Verhalten eine positive Absicht anzunehmen. Unsere rechte Hirnhälfte, das Unbewußte, kann nur positiv funktionieren und reagiert nur auf Freundlichkeit und positive Anregungen, wie neuere Forschungen gezeigt haben. Wenn es auch manchmal schwerfällt, hinter bewußt bekämpftem äußeren Verhalten unbewußte freundliche Absichten zu identifizieren, so können gerade für diese sinnvollen Tendenzen von organisierenden Teilen mit Hilfe der in jedem Menschen vorhandenen kreativen Quellen neue Lösungswege auf der bewußten und unbewußten Ebene kreiert werden. Nur wer innerlich neu denkt, kann sich äußerlich sinnvoller verhalten.

Gerade die Nutzung dieser kreativen menschlichen Potentiale macht Psychotherapie um vieles wirksamer als nur qualvolles Herumstochern im seelischen Müll. Wenn dann die neuen Lösungen Verhaltensrealität werden, können andere unbewußte Bereiche unter Umständen nicht mehr optimal für den Patienten sorgen, so daß auch hier Veränderungen notwendig werden. Ein Außerachtlassen dieser ökologischen Überlegungen hat viele der gängigen Therapien bisher ineffektiv werden lassen. Weiterhin muß sichergestellt werden, daß die neuen Lösungen auch im gewünschten Lebenskontext zur Verfügung stehen. Bei Mißachtung dieser Überbrückung in die Zukunft können die neuen Lösungen im Therapiezimmer und somit ohne Einfluß auf das Alltagsleben des Patienten bleiben.

Das Easy-Weight-Programm ist insofern innovativ, als es – und nun auch in der vorliegenden Buchform – endlich eine verständliche und zugleich auch nach neuesten psychologischen Erkenntnissen gut durchdachte Antwort auf die langfristig unbefriedigenden Diätsysteme gibt. Auf kreative und elegante Weise führt Easy Weight aus dem Teufelskreis des Jo-Jo-Effekts heraus. Wer mit dem eigenen Körpergewicht Probleme hatte oder hat, wird bei dieser Lektüre schnell beurteilen können, wie natürlich leicht dieser Weg zur ganz persönlichen Lösung ist.

Diesem Buch wünsche ich eine weite Verbreitung, weil es gründlich mit überkommenen Diätvorschriften und Diätkonzepten aufräumt. Da die Autorin an viele Referenzerfahrungen des Lesers anknüpft, habe ich es von der ersten bis zur letzten Seite mit Spannung gelesen. Wem es nicht möglich ist, die Autorin in ihren vielfältigen Möglichkeiten live in ihren Kursen in Hamburg zu erleben, der hat hiermit die beste Chance an der Hand, sich selbst und anderen den Weg zu einem Leben ohne Gewichtsprobleme zu weisen.

*Gustav Kalb*
Professor für Psychologie — Hannover, Herbst 1987

# I
# Zur Einführung

Es hat sich inzwischen herumgesprochen, wie ungesund Übergewicht ist. Presse und Fachliteratur bieten ausführliche Auskünfte über die Rolle der Ernährung für die Gesundheit, über verschiedene Arten der Diät und die Kaloriengehalte einzelner Nahrungsmittel. In meiner beruflichen Praxis habe ich festgestellt, daß nahezu jeder Übergewichtige über die relevanten Kenntnisse verfügt – und doch scheinen diese Informationen beim Abnehmen und Gewichthalten als Hilfestellung nicht auszureichen. Ganz im Gegenteil – viele Patienten berichten, daß *gerade* das Bewußtsein, eine Diät einhalten zu müssen, die Eßprobleme nur noch verschlimmert. Oft stehen sie schon seit Jahren in einem Teufelskreis von Diät- und Freßphasen. So passiert es immer wieder, daß sie trotz ihrer Einsicht in ihr eigenes Verhalten sich hilflos dabei zusehen müssen, wie sie zum Beispiel plötzlich drei Tafeln Schokolade hintereinander verdrücken. Das empfinden die Betroffenen als peinlich vor sich selbst und den Mitmenschen, was dazu führt, daß sie ihre Eß- oder besser Freßanfälle vor anderen verheimlichen und mit ihren Problemen meist auf sich allein gestellt sind.

Wenn ich mit übergewichtigen Patienten arbeite, erteile ich zunächst ein regelrechtes Diätverbot. Die meisten sind darüber sehr verwundert – aber ich mache sie dann darauf aufmerksam, wie lange sie sich schon vergeblich mit Diätversuchen abgemüht haben und daß es auf ein paar Wochen oder auch Monate ohne eine bestimmte Diät nun auch nicht mehr ankommt.

Heutzutage versteht fast jeder spontan unter dem Begriff »Diät« ein kalorienreduziertes Nahrungsprogramm mit dem Ziel der Gewichtsabnahme. Im Duden-Fremdwörterbuch steht zu dem Begriff »diätisch«: *die Ernährung betreffend*. Ich halte die Vorstellung einer Diät für angebracht, soweit es um die *Qualität* der Nahrung geht – jedoch nicht, wenn es die *Menge* der aufgenommenen Nahrung betrifft. Jeder Mensch – und zwar gleichgültig, welches Gewicht er hat – sollte darüber informiert sein, daß es nicht besonders gesund ist, Schokolade zum Hauptbestandteil des Speiseplans zu machen. Auch die Gesundheit des Normalgewichtigen und gar »Dünnen« ist gefährdet, wenn er sich nur von Nahrungsmitteln wie Süßigkeiten, Weißbrot und geräuchertem Fleisch ernährt.

Die Menge (beziehungsweise Kalorienmenge) der aufgenommenen Nahrung einem festen Plan zu unterwerfen, ist ja letzten Endes der Versuch, den körpereigenen Regulator der Nahrungsmenge durch Kontrolle von außen zu ersetzen. Bei einem normalgewichtigen Menschen, der von sich sagt, er habe keine Probleme mit seinem Körpergewicht, werden Empfindungen wie Hunger- und Sättigungsgefühl vom Körper selbst optimal gesteuert. Appetit, Hunger- und Sättigungsgefühl sind unbewußte, das heißt vegetative Funktionen des Körpers, wie etwa auch das Atmen und der Herzschlag. Nun soll derjenige, der eine Diät zum Abnehmen einhält, sich darauf einlassen, mit dem Essen nicht dann aufzuhören, wenn er satt ist, sondern sobald eine bestimmte Kalorienzahl erreicht wurde. Solche Versuche bringen aber meist auch den letzten Rest von natürlich gesteuerter Hunger- und Sättigungsempfindung völlig durcheinander. Es handelt sich hier um ein Dilemma, das ein Sprichwort treffend wiedergibt: Frag nie einen Tausendfüßler, wie er es eigentlich schafft, seine vielen Füße zu einem wohlgeformten Bewegungsablauf zu koordinieren, sonst stolpert er auf der Stelle!

Wohl jeder Mensch macht irgendwann die Erfahrung, häufig in der Kindheit, daß er plötzlich bewußt den eigenen Atem wahrnimmt und sich Gedanken über die Regelmäßigkeit des Atems macht – und genau dann mit dem Atmen völlig aus dem Takt gerät. Genauso reagiert die komplizierte und fein abgestimmte Einheit von Körper und Seele des Menschen »verstimmt«, wenn der bewußte Verstand in die Menge der Nahrungsaufnahme eingreift und den inneren, vegetativen Plan mißachtet. Viele Patienten bestätigten mir, daß sie erst *nach* ihren Abnehmversuchen durch die rigorose Einschränkung der Nahrung oder auch Kalorien regelrechte Freßanfälle bekamen. Vorher waren sie »einfach nur« übergewichtig gewesen oder es allmählich geworden. So sind diese Freßanfälle auch als eine Abwehrreaktion der Körper-Seele-Einheit Mensch gegen das Bewußtmachen von etwas, was von der Natur als unbewußter Ablauf konzipiert ist, zu deuten. Daher ist es sehr problematisch, wenn Personen, die abnehmen möchten, ständig bewußt versuchen, ihre Nahrung zu reduzieren, Diät zu halten und Kalorien zu zählen.

Unser Unbewußtes ist nicht nur der Sitz unserer Geheimnisse vor uns selbst. In erster Linie ist es dazu da, unser Bewußtsein zu entlasten, damit wir uns gezielt auf wesentliche Inhalte beschränken können. Wenn wir zum Beispiel schon seit längerer Zeit Auto fahren, übernimmt unser Unbewußtes die Verantwortung für den reibungslosen Ablauf der alltäglichen Funktionen bei dieser Tätigkeit. Die meisten Autofahrer können nach einer Fahrt nicht mehr sagen, wie oft sie in den vierten Gang schalten oder wie viele rote Ampeln sie unterwegs berücksichtigen mußten. Das hat alles ihr Unbewußtes geregelt. Die Fähigkeit Autofahren ist ihnen, wie der Volksmund sagt, »in Fleisch und Blut« übergegangen, sie ist so selbstverständlich geworden wie unsere vegetativen Körperfunktionen. Wir würden völlig handlungsunfähig werden, wenn wir ständig bewußt und bis ins Detail über all das nachdenken würden, was wir tagtäglich selbstverständlich und automatisch tun.

Deshalb sollte es sich jeder Übergewichtige zum Ziel setzen, nicht nur sein Körpergewicht zu verringern, sondern vor allem – und das ist sehr wichtig – seine innere Wahrnehmung so zu verändern, daß das neue Gewicht ohne krampfhafte Kontrolle und ständiges Kalorienzählen – also *unbewußt* gesteuert – erhalten bleibt. Das läßt sich nur mit einem psychologischen Ansatz verwirklichen.

Easy Weight ist ein neues Behandlungsprogramm, das ich in diesem Sinne entwickelt und bereits auf breiter Basis erfolgreich eingesetzt habe. Es eignet sich auch, wenn man sich einmal das Grundprinzip zu eigen macht und die einzelnen Übungen eine Zeitlang konsequent durchführt, zur Selbsthilfe.

Easy Weight – Begriff und Verfahren sind urheberrechtlich geschützt – hilft umdenken und durch den gezielten Einsatz bisher brachliegender seelischer Kräfte zu einer natürlichen Selbstregulation des Körpergewichts zu finden. In den folgenden Kapiteln beschreibe ich die grundlegenden Ideen und Methoden von Easy Weight, berichte dann im einzelnen, wie man lernen kann, einerseits sein wahres Gewicht zu erlangen und zu halten, andererseits mit den seelischen Ursachen von Übergewicht konstruktiv umzugehen, und gebe abschließend eine Übersicht über die Anwendung von Easy Weight unter den Aspekten unterschiedlicher Gewichtsprobleme und Lebenssituationen.

# *I/1*
# *EASY WEIGHT*
## *und das Jo-Jo-Syndrom*

Amerikanische Forscher nennen es das Jo-Jo-Syndrom: das ständige Ab- und Zunehmen übergewichtiger Menschen durch die Wechselfolge von Diät und Völlerei. Sie fanden heraus, daß Übergewichtige um so bessere »Futterverwerter« werden, je öfter sie periodisch nach einer Diät wieder zugenommen haben. Offenbar nimmt der Körper dann die Nahrung tatsächlich intensiver auf, als es bei schlanken Menschen der Fall ist. Daher fragen sich die Wissenschaftler auch ernsthaft, ob es nicht besser sei, sich durch gar keine Diät einzuschränken, als nach wiederholten Diätversuchen immer wieder das alte Übergewicht zu erlangen. Man nimmt an, daß 80 Prozent aller Übergewichtigen schon kurze Zeit nach einer erfolgreich verlaufenen Diät die alten Pfunde wieder angesetzt haben.

Das ist für mich ein Zeichen dafür, daß bei all diesen von ihrem Gewichtsproblem geplagten Menschen der Körper eigentlich ganz ausgezeichnet funktioniert. Der menschliche Körper – und zwar der eines jeden Menschen – ist nun einmal so konzipiert, daß er für »schlechte Zeiten« Fettdepots anlegen kann, auf die er dann in Notsituationen zurückgreift. In der Fachliteratur über das Fasten wird berichtet, daß der Mensch, ohne einen besonderen organischen Schaden zu erleiden, gut vierzehn Tage lang ohne feste

Nahrungsaufnahme überleben und dabei auch noch leistungsfähig sein kann.

Der menschliche Körper kann sich auf zwei unterschiedliche Situationen der Nahrungsaufnahme einstellen: einmal die der regelmäßigen und dann die der unregelmäßigen Nahrungszufuhr. Macht also ein Übergewichtiger eine Diät, so »denkt« sein Körper, es seien schlechte Zeiten angebrochen, in denen ein vorübergehender Nahrungsmangel hingenommen werden muß. Sowie nun wieder reichlich Nahrung auftaucht – nach Beendigung der Diät –, meint der Organismus sein Bestes tun zu müssen, um schöne Fettdepots für die wahrscheinlich wieder demnächst auftretenden »mageren« Zeiten anzulegen. Das erfolgt einerseits durch Freßanfälle und andererseits durch eine möglichst optimale »Futterverwertung«. So nehmen die vorher erwähnten Forscher sogar an, daß besonders hartnäckige Fettleibigkeit die Folge von mehrmaligem Diäthalten sein kann. Der Körper scheint nicht begreifen zu wollen, daß das Abnehmen aus medizinischen oder auch optischen Gründen der eigentliche Zweck des Nahrungsentzugs ist.

Nun vermuten die Forscher in den Fettzellen die eigentlichen Übeltäter bei übermäßigem Essen. Die Fettzellen seien sozusagen hungriger bei übergewichtigen Menschen als bei schlanken. Diese Ansicht kann ich jedoch nicht vertreten. Die sicherlich erhöhte Aktivität der Fettzellen steht in einem ursächlichen Zusammenhang mit einer übergeordneten Schaltzentrale – mit den Impulsen des Gehirns. Hier ist die Tendenz zum Übergewicht oder aber Schlanksein mit all den dazugehörigen »Programmen« angelegt: die Art, sich zu bewegen, das Maß, wie sehr oder wie wenig man ans Essen denkt, das »Senden« entsprechender Hunger- oder Sättigungsgefühle.

Das Easy-Weight-Programm hilft dem Übergewichtigen, sein Gehirn – einfach ausgedrückt – »auf schlank« zu trainieren. Es dauert etwa ein halbes Jahr, bis das Gehirn aufgrund dieses Trainings anfängt, automatisch und im Bereich des Unbewußten die Impulse zu senden, die das Verhalten eines Schlanken bestimmen: sich bewegen wie ein Schlanker, denken und handeln wie ein Schlanker. So beginnen beispielsweise auch diese bunten, farbenprächtigen Bilder vom Essen, die dem Übergewichtigen ja innerlich ständig vorschweben, ganz einfach zu verschwinden. Es ist ohnehin ein vertracktes Phänomen, daß man nie soviel ans Essen denkt wie beim Einhalten einer Diät oder schon bei dem intensiven Wunsch, abnehmen zu wollen. Besonders diese spezielle Denkweise, die zwanghafte Beschäftigung mit Essen, ist sehr viel direkter in der Tätigkeit des Gehirns verankert als in der Aktivität der Fettzellen.

Das Gehirn ist ebenfalls dafür verantwortlich, daß der Übergewichtige sich auch nach erfolgreichem Abnehmen häufig weiterhin wie ein »verkappter Dicker« fühlt und überhaupt nicht wie ein tatsächlich schlanker Mensch. Das kommt daher, daß das Gehirn noch immer die Signale des früheren Körpergefühls aussendet. Man kann dieses im weitesten Sinne vergleichen mit dem Phänomen des Phantomschmerzes: Viele Menschen, die durch einen Unfall oder durch eine Operation einen Arm oder ein Bein verloren habe, nehmen noch Schmerzen im Bereich dieses Körperteils wahr, obwohl er physisch gar nicht mehr vorhanden ist. Auch hier schickt das Gehirn weiterhin das Gefühl einer körperlichen Empfindung, für die gar kein realer Anlaß mehr existiert. Deshalb bezeichne ich die Erfahrung des »innerlichen Dickseins« auch als »Phantomfett«. Das Gehirn arbeitet in diesem Fall nach dem Abnehmen durch eine Diät so lange, bis aus dem Phantomfett wieder reales Fett geworden ist.

Meiner Meinung nach kann man diesen Prozeß jedoch genausogut umkehren. Man kann dem Gehirn das

Schlanksein beibringen wie eine Fremdsprache oder das Einmaleins. Der noch Übergewichtige lernt durch das Easy-Weight-Programm in sich ein neues Körpergefühl, ein »Phantom-Schlanksein« zu erzeugen. Der Wandel der inneren Einstellung resultiert dann nach einiger Zeit in einer sichtbaren körperlichen Veränderung: Aus dem »Phantom-Schlanken« wird ein »Real-Schlanker«. So bringt es auch keinen Erfolg, wenn man – wie etwa durch eine Verhaltenstherapie – versucht, sich ein verändertes Eßverhalten anzutrainieren oder sich gar für verlorene Pfunde zu belohnen und für neu zugenommene zu bestrafen. Dies alles sind Versuche, gegen die naturgegebenen Impulse des Gehirns unter falschen Voraussetzungen den Kampf aufzunehmen. Das ist, als würde man mit der Vorzimmerdame über das streiten, was der Chef angeordnet hat. Es ist einfach die falsche Adresse. Wesentlich ist dagegen, daß man das Schlanksein in der eigenen Vorstellung einübt. Das »schlanke Verhalten«, wie zum Beispiel einen verminderten Appetit, bewirkt das Gehirn dann von alleine.

Wenn ein Mensch im Laufe seines Lebens mal »dickere« und mal »dünnere« Zeiten durchläuft, so ist das ganz sicher auch entscheidend auf seelische Ursachen zurückzuführen. Es ist jedoch ein Irrglaube, anzunehmen, daß diese seelischen Ursachen immer negativer Natur sind wie Depressionen, Minderwertigkeitsgefühle oder Unsicherheit. Man muß Menschen nur beobachten, um zu erkennen, daß man auch aus Freude, vor lauter Gemütlichkeit oder Lebensgenuß zunehmen kann. Wie sollte man sich sonst erklären, daß so viele Menschen in einem schönen Urlaub zunehmen? Die können doch nicht alle Depressionen gehabt haben!

So glaube ich, daß es den typisch dicken Menschen mit einer einheitlichen Persönlichkeitsstruktur überhaupt nicht gibt. Das Dicksein hat sicherlich so viele verschiedene seelische Ursachen, wie die Menschen auch sonst in ihrer Persönlichkeit individuell unterschiedlich sind. Und so hat auch jeder Mensch seine individuellen Möglichkeiten, seelische Regungen in Taten und Verhalten umzusetzen. Es gibt Menschen, die setzen ihre Depressionen in Essen um; es gibt aber auch andere, die eher beim Rauchen, Arbeiten oder im Sport Zuflucht suchen. Das gleiche gilt aber auch für angenehmere seelische Regungen wie die Lebensfreude. Auch seine Lebensfreude kann man wahlweise oder je nach Disposition in Essen, Arbeiten, Rauchen oder sportliche Aktivitäten umsetzen.

Unsere Seele ist sehr findig und kreativ, sie sucht sich die Ausdrucksmittel für uns aus, die am ehesten verfügbar sind. Nahrung ist in unserer Gesellschaft im Überfluß vorhanden, und sie ist für alle Einkommensschichten im Vergleich zu anderen Dingen ein relativ billiger Luxus. Ein Mensch, der in unserer Gesellschaft viel und gerne ißt, wäre als Indio in Südamerika vermutlich ein begeisterter Kokablattkauer.

Nun haben all diese Ausdrucksmittel, die die Seele sich zu eigen macht, immer ihre Vor- und Nachteile. Essen verschafft Genuß, Trost und Lebensfreude, es macht aber im Überfluß leider dick. Rauchen schadet der Lunge, exzessives Arbeiten führt zu Streß und Herzleiden. Ich gehe davon aus, daß die Seele, beziehungsweise das Unbewußte, eines jeden Übergewichtigen von vornherein wohl weiß, daß zuviel Essen Gewichtsprobleme mit sich bringt, diese Konsequenz jedoch in Kauf nimmt, genauso wie man bei einem wirksamen Medikament die Nebenwirkungen mehr oder weniger bewußt in Kauf nimmt. Bei kaum einem anderen »Laster« ist der Betroffene schon von vornherein über die Nebenwirkungen so gut informiert wie bei dem

Hang zu übermäßigem Essen, denn schon jedes dreijährige Kind weiß, daß Essen dick macht. Welches dreijährige Kind weiß dagegen schon, daß beim Rauchen Gefäßverengungen entstehen können? Daher bin ich auch der Meinung, daß dem Zustand des Dickseins bei jedem Menschen im Bereich des Unbewußten ein sorgfältiges Abwägen der Vor- und Nachteile des Zuviel-Essens zugrunde liegt und daß jeder aus medizinischer Sicht übergewichtige Mensch aus psychischer Sicht sehr wohl sein persönliches »Idealgewicht« hat.

Aus diesem Grunde geht das Easy-Weight-Programm auch ausführlich auf die seelischen Gründe des Zuviel-Essens ein. »Dicksein« und »Zuviel-Essen« gehören für mich als Symptome zusammen, und wenn ich im folgenden einen dieser beiden Begriffe nenne, kann man sich den anderen automatisch dazudenken.

Die so oft beschworene Neigung zu Depressionen bei dicken Menschen scheint mir eindeutig nicht die *Ursache* des Übergewichts, sondern die *Folge* dieses Problems zu sein. Schon lange weiß man in der Psychologie, daß Menschen zunächst hilflos und dann depressiv reagieren, wenn man ihnen unlösbare Aufgaben zur Bewältigung vorlegt. Und das Abnehmen mittels einer Diät muß ja den meisten Übergewichtigen als eine hoffnungslos schwierige Aufgabe erscheinen, vor allem, wenn sich nach jeder Diät doch immer wieder das alte Gewicht einstellt. Viele Übergewichtige schlagen sich mit dieser unlösbaren Aufgabe jahre- und jahrzehntelang herum – kein Wunder, wenn sie davon depressiv werden!

Von daher gesehen erscheint die Annahme unsinnig, der Übergewichtige müsse zunächst seine Depression und seine Minderwertigkeitskomplexe erfolgreich bearbeiten, bevor er abnehmen könne. Dabei möchte ich betonen, daß sicher in dem einen oder anderen Fall von Übergewicht Depressionen das tiefer liegende Problem bilden – aber bei weitem nicht in jedem! Es ist also sehr wichtig, davon auszugehen, daß es jeweils einen ganz individuellen seelischen Grund für das Übergewicht gibt – sei es nun ein positiver (Genuß, Lebensfreude) oder ein negativer (Kummer, Depression).

Das Easy-Weight-Programm wurde für Menschen entwikkelt, die schon alles Wichtige über Ernährung wissen (Kalorien, Vollwertkost und dergleichen), denen dieses Wissen aber nichts nützt, weil sie es einfach nicht in die Tat umsetzen können. Sollte sich jemand mit den Grundlagen gesunder Ernährung nicht auskennen, möge er sich zunächst einige Kenntnisse auf diesem Gebiet erwerben, denn das Easy-Weight-Programm setzt ein solches Wissen voraus. Es vermittelt keinerlei Ernährungs- oder Diätvorschläge, sondern ausschließlich einen neuen Weg, wie man brachliegende Fähigkeiten der Psyche zur erfolgreichen Bewältigung von Gewichtsproblemen wahrnimmt und aktiviert.

Auch bei diesem Programm ist es wichtig, daß der Übergewichtige sich einigermaßen vernünftige Vorstellungen von seinem Traumgewicht macht. So sollte sich natürlich eine Frau von 175 Zentimetern Körpergröße nicht erhoffen, eines Tages 48 Kilogramm zu wiegen. Möchte sie aber gerne ein Normalgewicht von 65 Kilogramm erreichen, so ist dies durchaus im Rahmen der erzielbaren Möglichkeiten. Dabei habe ich es eigentlich sehr selten erlebt, daß Übergewichtige ihr Traumgewicht erschreckend unrealistisch ansetzen; die meisten haben tatsächlich sehr vernünftige Vorstellungen von ihrem Ziel.

Man sollte jeden ernst nehmen, der von sich sagt, er habe ein Übergewichtsproblem. Meines Wissens kann es für einen Menschen ebenso bedrückend sein, wenn er meint, 5 Kilogramm abnehmen zu müssen, wie für einen anderen, daß er gut und gerne 30 Kilogramm zuviel am Leib hat. Zu niemandem mit einem solchen Problem sollte man sagen: »Ach, du hast es doch gar nicht nötig, abzunehmen.« Mit Ausnahme der Magersüchtigen schätzen erfahrungsgemäß alle Menschen mit Übergewichtsproblemen ihr Wunschgewicht realistisch ein. Man könnte aus meiner Sicht sogar jemanden mit einem ernstgemeinten Übergewichtsproblem in eine Magersucht hineintreiben, wenn man seine Klagen nicht rechtzeitig beim Wort nimmt und das Problem immer wieder verharmlost. Die meisten Magersüchtigen waren am Ausgangspunkt ihres Leidensweges nämlich wirklich eher zu rundlich.

Jeder Mensch, der ein Übergewichtsproblem hat, ist bewußt der Meinung, daß ein geringeres Gewicht besser zu ihm und seiner Persönlichkeit paßt. Daher wird bei Easy Weight nicht vom »Zielgewicht« oder »Traumgewicht«, sondern immer von dem »wahren Gewicht« gesprochen.

Wenn Sie das Easy-Weight-Programm mitmachen wollen, ist es erforderlich, mindestens drei Monate lang *keine* Diät zu machen. Es dauert insgesamt ein halbes Jahr, bis der Körper auf das Programm anspricht. Das Ziel des Programms ist es, aus einem Übergewichtigen einen »echten Schlanken« zu machen. So kann man dann nach dem Abnehmen sein neues Gewicht *unbewußt und automatisch* halten, ohne Kalorienzählen, ohne Abführmittel, ohne irgendwelche magenfüllenden Quellstoffe oder gar Appetitzügler. Man ißt einfach nicht mehr so viel, weil man keine große Lust mehr auf Zuviel-Essen hat. Die *Genußfähigkeit* für ein schönes Essen bleibt erhalten, aber man stopft sich eben nicht mehr so voll, und das ohne alle krampfhaften Anstrengungen. Man geht anders mit der täglichen Nahrung um, und zwar nicht, weil man es sich immer wieder vornimmt, sondern weil es inzwischen selbstverständlich geworden ist.

Vor einem Jahr noch war ich grundsätzlich gegen eine kalorienreduzierte Diät eingestellt. Dann erlebte ich es aber, daß Patienten mich nach einer Reihe von Sitzungen regelrecht um Erlaubnis zu einer Diät oder Fastenzeit anflehten. Zu diesem Zeitpunkt führte die Nahrungsreduzierung dann zu einem nachhaltigen Erfolg. Dafür fand ich folgenden Vergleich: Wenn wir die Diät oder das Fasten mit einem Auto vergleichen, so ist das Easy-Weight-Programm offensichtlich so etwas wie die Fahrschule. Autofahren ohne vorangegangene Fahrstunden führt ja auch nicht gerade zum Erfolg. Deshalb also: drei Monate lang keine Diät, aber danach, wie jeder möchte. Wenn man sich dann zu einer Diät entscheidet, bleibt es jedem selbst überlassen, welche er für sich wählt. Die Hauptsache ist, während und nach der Diät das Easy-Weight-Programm weiterzumachen. Ich persönlich halte sehr viel vom Heilfasten. Viele Menschen fasten regelmäßig aus gesundheitlichen Gründen – auch wenn sie schlank sind. Das Fasten kann nicht nur das allgemeine Wohlbefinden steigern, sondern auch bei den unterschiedlichsten Leiden helfen. Darüber sollte man aber mit seinem Arzt sprechen.

# I/2 *Die Methoden von EASY WEIGHT*

Bei der psychologischen Lösung von Übergewichtsproblemen ist es erforderlich, daß von zwei Seiten her gearbeitet wird: Zum einen muß man die seelischen Ursachen aufspüren, ins Bewußtsein rücken und aufarbeiten, zum anderen das Schlanksein sowie ein normales Verhältnis zur Essensmenge erlernen und schulen. Beide Bereiche sind gleich wichtig. Es reicht im allgemeinen nicht aus, allein auf die seelischen Ursachen von Übergewicht Einfluß zu nehmen. Wenn der Betreffende ganz einfach nie gelernt hat, schlank zu sein, weiß er auch nach Veränderung seines psychischen Befindens noch nicht, wie er das mit dem Schlanksein anstellen soll. Das trifft auf Menschen zu, die von Kind auf übergewichtig waren, aber auch auf solche, die durch das jahrelange Auf und Ab sich stets abwechselnder Diät- und Freßphasen das Wissen um ein natürliches Schlanksein einfach verloren haben.

Umgekehrt gilt ebenso, daß es meistens nicht genügt, Wahrnehmung und Verhalten gezielt auf das Schlanksein und Normal-Essen zu schulen, wenn es wesentliche seelische Gründe für das Übergewicht gibt. Aber auch hier bestätigen die Ausnahmen die Regel. So habe ich es wiederholt bei meinen Klienten erlebt, daß man auch Erfolg haben kann, wenn man von nur einer Richtung her arbeitet – sei es hinsichtlich der seelischen Ursachen oder der Wahrnehmungs- und Verhaltensschulung.

Man kann diesen Sachverhalt vergleichen mit der Situation eines siebzehnjährigen jungen Mannes, der sich sehnlichst wünscht, mit einem Auto durch die Gegend zu fahren. Zunächst hat er es hier mit einem ursächlichen Problem zu tun – er ist nämlich noch nicht achtzehn Jahre alt (Problem A: Autofahren *dürfen*). Aber selbst wenn es dann soweit ist, reicht das noch lange nicht aus, denn er muß noch in die Fahrschule (Problem B: Autofahren *können*). Er kann aber auch durchaus schon vor dem Erreichen des 18. Lebensjahres das Autofahren üben – also sich das Wissen zu dieser Fertigkeit aneignen, obwohl sie noch nicht zum Einsatz kommen kann. Dann gibt es noch viele Menschen, die schon achtzehn Jahre oder älter sind, bei denen zur

*Grafische Darstellung des Programms*

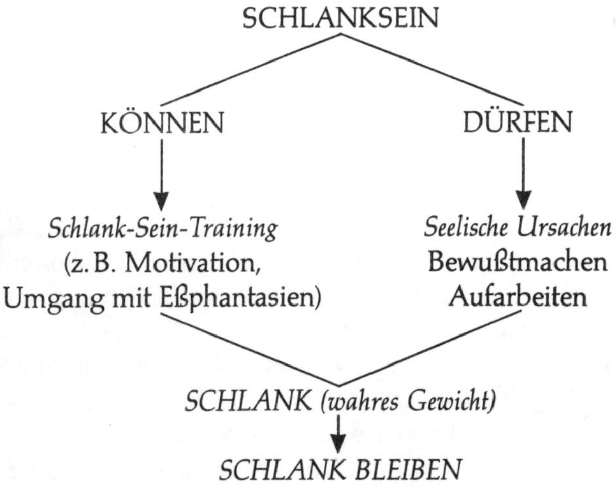

Erfüllung des Traums, Auto fahren zu können, nur der Besuch der Fahrschule mit erfolgreichem Abschluß ausreicht.

Seelische Ursachen und der Bereich der inneren Wahrnehmung und des Verhaltens stehen immer in einer engen Wechselfunktion zueinander. Wir nehmen ein seelisches Problem erst dann wahr, wenn es zum Ausdruck kommt – und zwar nach außen durch Verhaltensweisen wie Freßanfälle und innerlich durch Wahrnehmungen wie das allseits bekannte »Grau-in-Grau-Sehen«. Jedoch die *Auswahl* der spezifischen Verhaltensweise oder Wahrnehmung, mit der die Seele sich ausdrückt, wird auch bestimmt durch die *Anzahl* der bereits vorhandenen Ausdrucksmöglichkeiten.

Vergleichen Sie das, was die Anzahl angeht, einmal mit einem Handwerkskoffer. Wenn ich in meinem Werkzeugkasten nur einen Hammer habe, dann bin ich gezwungen, alle handwerklichen Tätigkeiten, die ich ausführen muß, mit diesem einen Werkzeug irgendwie zu bewältigen. Ist mein Handwerkskoffer aber mit allerhand unterschiedlichen Geräten ausgerüstet, also auch mit Schraubenzieher, Zange, Bohrer und dergleichen, dann lasse ich meinen Hammer auch mal liegen und benutze ein anderes, besser geeignetes Werkzeug. Wenn also jemand nur die Ausdrucksmöglichkeit Zuviel-Essen für seine Seele zur Verfügung hat, so werden sich seine seelischen Regungen vor allem in Zuviel-Essen manifestieren. Ich bin überzeugt davon, daß es nicht nur den Kummerspeck gibt, sondern daß Übergewichtige auch aus Freude »zuschlagen«. Es nehmen, wie schon gesagt, nicht umsonst viele Menschen auch in einem unbeschwerten schönen Urlaub zu.

So können sich oft seelische Regungen – ob Kummer oder Lustgefühle – überhaupt nicht im Schlanksein ausdrücken, weil die Fähigkeit, schlank zu sein, nie erlernt oder aber wieder verlernt wurde. Das Zuviel-Essen kann aber auch durchaus als Symptom wegfallen, wenn die seelischen Gründe dafür wegfallen, sei es durch gezielte Psychotherapie oder auch »von selbst«, durch Veränderungen im Leben des Betroffenen - vorausgesetzt, das Schlanksein ist im Verhaltensrepertoire ebenfalls vorhanden.

Die Methoden des Easy-Weight-Programms beziehen sich also auf *beide* der wesentlichen Bereiche: 1. seelische Ursachen (Schlanksein-*Dürfen*) und 2. Verhaltens- und Wahrnehmungsschulung (Schlanksein-*Können*). Den zweiten Bereich stelle ich in der Reihenfolge zuerst vor, weil ich annehme, daß die meisten Leser über diese wesentlichen Voraussetzungen zum Schlankwerden und -bleiben – also das Schlanksein-*Können* – noch relativ wenig wissen. Eher hat man vielleicht schon einmal über seelische Ursachen von Übergewicht gelesen, gehört oder nachgedacht. Deshalb erläutere ich die Easy-Weight-Methoden für den Umgang mit diesem genauso wichtigen Bereich an zweiter Stelle. Später beschreibe ich dann einen Ansatz, der auf das Zusammenspiel der beiden Bereiche eingeht.

Vor jeder einzelnen Übung informiere ich ausführlich in Lektüreform über deren Sinn und Zweck und den psychologischen Hintergrund. Daher sollten Sie den der Übung vorausgehenden Text erst einmal flüssig lesen und auf sich wirken lassen. Am Ende finden Sie dann kurz zusammengefaßt die wesentlichen Übungsschritte zum praktischen Gebrauch.

# I/3
# Anleitung zu einer Kurzentspannung

Vor jeder Easy-Weight-Übung ist es wichtig, sich in einen Zustand zu versetzen, in dem man sich gerne nach innen konzentriert. Ich meine hiermit keine besonders tiefgreifende Entspannung – es reicht schon ein Zustand, den man gemeinhin Tagträumen, Dösen oder Abschalten nennt. Viele Menschen wissen selbst, wie sie sich am besten in einen solchen Zustand versetzen können. Dennoch möchte ich hier als Hilfestellung für die Einstimmung auf die Wahrnehmungsübungen eine Methode beschreiben, mit der man sich sehr schön entspannen kann.

Diese Übung heißt: *Meine fünf Sinne.*

Wir nehmen die Welt durch unsere fünf Sinne wahr. Auch in diesem Augenblick haben Sie (im Bereich des Sehens) visuelle, (im Bereich des Hörens) auditive und (im Bereich des Fühlens) körperliche Sinneseindrücke sowie Geschmacks- und Geruchserlebnisse. Natürlich ist Ihnen diese Vielfalt an Wahrnehmungen nicht ständig und gleichzeitig bewußt. Aber all diese Wahrnehmungen bieten eine Möglichkeit, mit der Aufmerksamkeit ins Hier und Jetzt, also das, was sich gerade in diesem Moment abspielt, zu gelangen und sich dabei zu entspannen.

## *Kurzentspannung: Meine fünf Sinne*

1. Legen Sie sich an einem Ort, wo Sie Ruhe haben und sich wohl fühlen, bequem hin.
2. Jetzt gehen Sie nacheinander alle Ihre fünf Sinne durch, und achten Sie dabei auf Wahrnehmungen, die zwar da sind, aber die Sie oft nur unbewußt wahrnehmen. Sie beginnen mit dem SEHEN:
   Schließen Sie die Augen. Jetzt beginnen Sie, mit geschlossenen Augen sich noch einmal in dem Raum, in dem Sie sich befinden, umzusehen: Betrachten Sie die Wände, die Decke, den Boden, schauen Sie sich genau Formen und Farben an. Nehmen Sie Gegenstände wahr, die sich immer hier in dem Raum befinden, aber auf die Sie normalerweise meist nur unbewußt achten.
3. Fahren Sie fort mit dem HÖREN:
   Achten Sie jetzt – weiterhin mit geschlossenen Augen – bewußt auf die Töne, die man in diesem Raum wahrnehmen kann: Geräusche, Klänge, Stimmen. Hören Sie all die vertrauten Töne, die eigentlich immer da sind, die normalerweise aber nur unbewußt wahrgenommen werden. Ein bestimmtes Knacken im Raum, vielleicht das Ticken einer Uhr, menschliche Stimmen in der Ferne, Verkehrslärm von draußen und ähnliches. Nehmen Sie die Ruhe wahr, die in Ihnen entsteht, wenn Sie solche normalen Kleinigkeiten plötzlich bewußt wahrnehmen.
4. Genauso ergeht es Ihnen beim FÜHLEN:
   Spüren Sie einmal ganz bewußt die Unterlage, auf der Ihr Körper aufliegt, wie sie den Körper trägt. Nehmen Sie wahr, daß die Haut an vielen Bereichen von Stoffen und Textilien umhüllt ist und von ihnen gewärmt wird. Andere Bereiche der Haut wiederum sind frei und lassen Sie die Luft spüren, die Sie umgibt. Spüren Sie, wie Ihr Atem mittlerweile noch tiefer und gleichmäßiger

geworden ist. In Ihnen entsteht jetzt ein bestimmter Zustand der inneren Ruhe und der inneren Wachsamkeit, in dem man besonders gut Kontakt zu seinem Inneren aufnehmen kann.

5. Lassen Sie auch die Wahrnehmungen GERUCH und GESCHMACK bewußt werden:
   Hat dieser Raum auch einen bestimmten Geruch, der zu ihm gehört? Können Sie vielleicht sogar Ihr eigenes Parfüm oder Rasierwasser riechen? Haben Sie einen bestimmten Geschmack auf der Zunge?
6. Nehmen Sie jetzt noch einmal insgesamt das Gefühl von Ruhe und Entspannung wahr. Achten Sie darauf, wie regelmäßig und tief der Atem geworden ist. Genießen Sie diesen Zustand. Nutzen Sie ihn, um sich in eine Easy-Weight-Übung zu vertiefen oder um sich einfach nur so zu entspannen.

*Wichtiger Tip:*

Lassen Sie sich später auch ausreichend Zeit, um aus diesem Entspannungszustand nach Ihrem eigenen Tempo wieder herauszukommen. Recken und strecken Sie sich mit dem ganzen Körper, bevor Sie die Augen wieder allmählich öffnen. Stehen Sie langsam wieder auf.

# II
# Schlanksein will gelernt sein

Viele Menschen seufzen darüber, daß sie es ganz einfach, trotz immer neuer Anläufe, nicht schaffen, abzunehmen, eine Diät durchzuhalten und schlank zu sein. Sie sind verzweifelt über ihre »Willensschwäche« und beklagen sich über ihren »inneren Schweinehund«. Denn die meisten Leute denken merkwürdigerweise, daß es doch ganz einfach sei, abzunehmen und schlank zu bleiben – man müsse es nur wirklich wollen, meinen sie. So liest man in etlichen Zeitschriften häufig Überschriften wie *Schlank in drei Wochen durch neue Frühjahrsdiät!* Es wird ein Speiseplan vorgestellt – und nu man los!

Haben Sie eigentlich schon jemals daran gedacht, daß Ihr Scheitern beim Abnehmen und Schlankbleiben vielleicht gar nichts mit Willensschwäche zu tun hat, sondern damit, daß Ihre Kenntnisse einfach nicht ausreichen, daß Ihnen wichtige Informationen fehlen, um die Fähigkeit Schlanksein zu beherrschen? Jemanden vor einen Diätplan zu setzen, mit dessen Hilfe er schlank werden soll, ist fast so, als würde man Sie als Nicht-Piloten in das Cockpit eines Flugzeuges setzen und erklären: »Fliegen Sie los!« Und wenn Sie dann – nachdem Sie etliche Schalter und Knöpfe betätigt haben – melden, daß Sie es nicht schaffen, würde man Ihnen antworten: »Das verstehen wir nicht – es ist doch ein so gutes Flugzeug! Es fliegt tatsächlich – Sie wollen wohl nicht so richtig!«

Die meisten meiner übergewichtigen Klienten würde ich durchaus nicht als willens- oder charakterschwach beschreiben. Oft sind sie in Bereichen wie Beruf, Familie oder Hobby so willensstark wie diszipliniert. Und ich habe es schon oft erlebt, daß Klienten, die sich mit den hier vorgestellten Übungen und dem entsprechenden Hintergrundwissen vertraut gemacht hatten, sich plötzlich gar nicht mehr so hilflos mit ihrem Übergewichtsproblem fühlten.

Wissen Sie zum Beispiel, wie Sie mit Ihren Eßphantasien beim Abnehmen umgehen müssen? Kennen Sie den Zusammenhang zwischen Körpergewicht und dessen Speicherung im Gehirn? Wissen Sie, wie man sich optimal motiviert? Auf all diese Fragen antworten die meisten Übergewichtigen mit einem Nein. Sie sind ganz erstaunt, zu erfahren, welche reichhaltigen und vielfältigen Möglichkeiten in der menschlichen Psyche, in dem Spektrum von Wahrnehmung und Verhalten vorliegen – und oft eben auch brachliegen – und daß man durch Aktivierung dieses Potentials auch Gewichtsprobleme bestens meistern kann.

In diesem Kapitel stelle ich Ihnen vor, was Sie wissen und üben müssen, um Ihr Übergewicht auf Dauer loszuwerden. Bei diesen Übungen ist es wichtig, daß Sie sich ihnen täglich eine gewisse Zeit – etwa eine halbe Stunde – widmen. Bitte, finden Sie für sich selbst heraus, welche Tageszeit und welcher Ort Ihnen dafür am meisten zusagen, damit Sie etwas Ruhe und Muße finden können. Darüber hinaus sind diese Übungen gut dafür geeignet, daß Sie sie in Gedanken stets noch einmal wiederholen können – sei es beim Spazierengehen, in der Büropause, in Bus oder Straßenbahn oder bei der Hausarbeit.

Zuerst sollten Sie die tägliche halbe Stunde für das Erarbeiten jeder einzelnen Übung nutzen. Nach einigen Tagen können Sie sich dann in dieser Zeit all den Übungen hintereinander widmen. Beschäftigen Sie sich mit diesen Übungen mehrere Wochen, bis sie Ihnen in Fleisch und Blut übergegangen sind. Frischen Sie sie regelmäßig – alle Vierteljahre – wieder auf. Ein Blick auf die Übungsanweisungen genügt dann oft schon, um sie wieder »parat« zu haben.

# *II/1*
# *Gewicht und Gehirn – das Erlernen des Idealgewichts*

Bei vielen Menschen, die mit Hilfe einer Diät abnehmen, passiert folgendes: Kurze Zeit später wiegen sie wieder genausoviel wie zuvor. Darüber ärgern sie sich und denken, bei ihnen stimmt etwas nicht. »Kaum habe ich einmal so schön abgenommen, habe ich alles wieder drauf!« Aber bei diesen Leuten stimmt durchaus alles, ist alles eigentlich in Ordnung – nur haben sie mit dem Abnehmen diese Ordnung selbst durcheinandergebracht.

Ist Ihnen schon einmal aufgefallen, daß man in solch einer Situation meist genau sein »altes« Übergewicht wieder erreicht? Bei vielen Klienten habe ich das erlebt. Eine Frau, die 100 Kilogramm wog, bei einer Diät 25 Kilo abnahm, wog nach einiger Zeit wieder genau ihre 100 Kilogramm. Sie wog nicht etwa 105 und auch nicht 95 – nein, sie wog genau wieder 100 Kilogramm.

Oder kennen Sie das Phänomen, daß viele Menschen eine Gewichtsgrenze haben, von der sie genau wissen, daß sie nie darüber hinaus zunehmen würden? »Ich nehme zwar manchmal zu, komme aber niemals über 80 Kilogramm. Das ist meine absolute Schallgrenze.« Erstaunlicherweise hat solch ein Mensch Probleme mit dem Abnehmen, wenn er gerade 78 Kilo wiegt, sobald er aber 80 Kilogramm wiegt, geht das Abnehmen plötzlich ganz leicht.

Mit anderen Worten: Jeder Mensch kann einen ganz bestimmten Gewichtswert problemlos halten, auch der Übergewichtige. Der hat zwar Probleme mit seinem Idealgewicht, nicht aber mit seinem gewöhnlichen Gewicht von 100 Kilogramm. Kein Übergewichtiger nimmt zu, bis er platzt. Es gibt immer eine Gewichtsgrenze, wo das Zunehmen aufhört. Die Erklärung dafür ist, daß unser Gehirn ein bestimmtes Gewicht von uns als unser Sollgewicht gespeichert hat. Dementsprechend veranlaßt es Signale wie Hunger- und Sättigungsgefühl, die dafür sorgen, daß das Sollgewicht erhalten bleibt.

Man kann dies vergleichen mit einem Raumthermostaten, der auf eine bestimmte Raumtemperatur eingestellt ist. Aufgrund einer bestimmten Technik veranlaßt er automatisch das Ein- und Abschalten der Heizung, damit sich die Temperatur immer wieder auf den Sollwert einstellt. Ist das Thermometer einmal eingestellt, braucht sich der Bewohner nicht mehr um diesen Vorgang zu kümmern und hat seine Aufmerksamkeit frei für andere Dinge.

Stellen Sie sich nun vor, ein Bewohner hat seinen Thermostaten auf 21 Grad eingestellt. Eines Tages fällt ihm ein, daß er die durchschnittliche Raumtemperatur lieber auf 18 Grad eingestellt hätte. Aber anstatt nun seinen Thermostaten neu einzustellen, fängt er an, stets die Fenster weit aufzureißen, um den Raum zu kühlen. Es ist nicht schwer zu erraten, was dann passiert! Der Thermostat, der immer noch auf 21 Grad eingestellt ist, veranlaßt – in »bester Absicht«, versteht sich – die Heizung, wie wild zu laufen, und arbeitet gegen alle Kühlversuche an.

Dasselbe läuft im übertragenen Sinne auch bei laienhaften Versuchen der Gewichtsverminderung ab. Einfach ausgedrückt: Der Körper nimmt zwar an Gewicht ab, aber das Gehirn denkt immer noch, er habe dick zu sein. Es sendet immer noch die Impulse, die auf das Ausgangsgewicht abzielen. Das ist die Erklärung für die Freßanfälle, die sich nach wiederholten Abnehmversuchen einstellen. Erfahrungsgemäß treten diese leidigen Freßanfälle oft im Zusammenhang mit den ersten Diätversuchen auf, also gleichzeitig mit dem Gedanken »Ich muß ab jetzt unbedingt weniger essen!« Das Gewicht wird reduziert, ohne daß die entsprechende Zentrale im Gehirn über den Zweck informiert ist. Bedenken Sie noch einmal, daß das Gehirn in der Lage ist, ein bestimmtes Sollgewicht zu kontrollieren und zu halten. Das bedeutet mit anderen Worten: Es kann auch ohne unsere bewußte Kontrolle Kalorien zählen – und zwar wesentlich besser, als wenn wir dazwischenpfuschen. So bedeutet also das Übergewicht irgendeines Menschen nie, daß das Gewicht aus der Kontrolle geraten ist, sondern im Gegenteil, daß es durchaus reguliert wird – wenn auch nicht in dem bewußt gewünschten Sinne.

Hunger- und Sättigungsgefühl gehören neben anderen elementaren Lebenserscheinungen zu den vegetativen Funktionen unseres Körpers – genauso wie etwa Atmung, Blutdruck, Körpertemperatur und Verdauung. Der Blutdruck beispielsweise variiert in seiner Höhe während des Tages, jedoch hat auch er bei jedem Menschen einen bestimmten Durchschnittswert, der sich bei allen Schwankungen immer wieder einstellt. Wenn man über jemanden sagt, er habe einen zu hohen, zu niedrigen oder einen normalen Blutdruck, so ist damit gemeint: In diesem Bereich pendelt sich sein Blutdruck immer wieder ein.

Nun ist es allseits bekannt, daß die vegetativen Körperfunktionen eng mit der Psyche des Menschen zusammenhängen. Streß und Aufregung können einen zu hohen Blutdruck erzeugen, bei Depressiven stellt sich oft Verstopfung ein. Bei Ängsten wird die Atmung flach und hoch.

Von all diesen Phänomenen weiß man, daß sie sich konstant über längere Zeiträume halten können, manchmal Jahre hindurch. Man denke nur an den Bluthochdruck, der sich in unserer Zeit bei vielen überbeanspruchten Menschen findet. Oft haben dieselben Menschen vor dem Auftreten des Bluthochdrucks jahrelang stets normalen Blutdruck gehabt. Und es ist auch nicht ungewöhnlich, daß sich der Blutdruck wieder auf einem niedrigeren Mittelwert reguliert, wenn sich im Leben der Betroffenen etwas verändert: Sie finden beispielsweise einen weniger stressigen Arbeitsplatz, beenden eine unbefriedigende partnerschaftliche Beziehung oder können sich schlimmer Geldsorgen entledigen. Die vegetativen Körperfunktionen reagieren also äußerst sensibel auf unser Seelenleben, spiegeln es sozusagen wider.

Genauso verhält es sich mit dem menschlichen Körpergewicht. Bei sehr vielen Menschen schwankt das Gewicht während des Erwachsenenalters. Es gibt Phasen mit schlankem, molligem, dickem, dünnem oder auch normalem Gewicht. Das erleben auch viele Menschen, die sich selbst nicht zu den Menschen mit Gewichtsproblemen zählen. Diese Phasen unterschiedlichen Gewichts wechseln jedoch nicht zufällig, sondern immer im Einklang mit Veränderungen und Ereignissen im Leben, wie sie bei jedem Menschen vorkommen. Das können Faktoren sein wie Eheschließung oder Scheidung, Umzug, Geburt eines Kindes, Todesfall in der Familie, Beschaffenheit des Arbeitsplatzes oder auch Arbeitslosigkeit, Ruhestand, Studium, Krankheit oder Festtage.

Der Mensch reagiert also – ebenso wie mit dem Blutdruck – auch mit dem Gewicht auf sein Seelenleben, auf die Psyche. Wie er nun jeweils reagiert, ob mit Zu- oder Abnehmen, ist dabei genauso individuell unterschiedlich wie die Frage, ob man mit hohem oder niedrigem Blutdruck auf die Umwelt, auf die spezifischen Lebensumstände reagiert. Die Gewichtsveränderungen sind ursächlich gekoppelt mit entsprechenden Veränderungen der vegetativen Funktionen des Hunger- und Sättigungsgefühls.

Nun ist es aber bei keinem Menschen so, daß das Gewicht von Tag zu Tag wilden Schwankungen unterliegt. Es pendelt sich vielmehr für eine gewisse Phase – das können Wochen oder auch Jahre sein – auf einen neuen Durchschnittswert ein, auf den man während dieser Zeit dann immer wieder zurückkommt. Die Veränderungsphase vom jeweils alten zum neuen, den aktuellen Lebensumständen und Seelenzuständen besser angepaßten Durchschnittswert oder Sollgewicht ist als ein einmaliger Einstellungsvorgang zu betrachten. Ist der Einstellungsvorgang beendet, tritt wieder ein, was ich vorher beschrieben habe: Unser Gehirn sorgt automatisch dafür, daß das neue Sollgewicht erhalten bleibt. Hier will ich wieder den Thermostaten zum Vergleich heranziehen. Auch er besitzt die Eigenschaft der Verstellbarkeit. Er kann – wie erforderlich oder erwünscht – auf 15, 20 oder 25 Grad Raumtemperatur eingestellt werden. Erst einmal eingestellt, sorgt er dann zuverlässig und automatisch für die Aufrechterhaltung der Solltemperatur.

Ganz offensichtlich gibt es in unserem Gehirn, ich will nicht sagen eine Stelle, sondern vielmehr ein Prinzip, das wie ein Thermostat mit den Komponenten Verstellbarkeit und Konstanthaltung arbeitet und so unser Körpergewicht reguliert. In unserem Wortschatz existiert jedoch kein dem Begriff Thermostat im Bereich Temperatur vergleichbarer Begriff für das Ding, das Prinzip, welches die Regulationsfunktion unseres Körpers im Bereich Gewicht wahrnimmt. Daher habe ich hier ein neues Wort geprägt: Ich nenne das oben beschriebene Prinzip im menschlichen Gehirn GRAVISTAT (*graviditas*, lat. = das Gewicht). Genau wie ein

Thermostat die Raumtemperatur, so beeinflußt der Gravistat unser Körpergewicht.

Es gibt nun auch jüngere Theorien zum Thema Gewicht, die ebenfalls ein Sollgewicht des Körpers annehmen, den sogenannten *set-point*. Hierbei wird aber lediglich angenommen, daß das Sollgewicht durch die Erbanlagen und möglicherweise durch die Anzahl vorhandener Fettzellen bestimmt wird. Man meint also, dieser *set-point* sei eine körperliche Standardgröße, wie etwa die Körpergröße oder die Haarfarbe – vorgegeben und unabänderlich.

Für mich deckt sich diese Theorie jedoch nicht mit den Erfahrungen aus dem psychotherapeutischen Alltag. Wie oft habe ich schon erlebt, daß sich das sogenannte Sollgewicht im Laufe des Lebens eines Menschen gravierend ändern kann. So kenne ich eine Frau, die bis zu ihrem 35. Lebensjahr konstant 75 Kilogramm, danach aber sieben Jahre lang konstant 100 Kilogramm wog. Ihre Geschwister sind alle schlank geblieben – das kann nicht nur mit Erbanlagen erklärt werden. In der Therapie stellt sich dann heraus, daß die einmalige Gewichtszunahme zeitlich genau übereinstimmend mit wesentlichen Veränderungen im Leben der Frau aufgetreten war. Dieser Fall ist nur eines von vielen Beispielen, die ich hier anführen könnte.

Es gibt kaum einen erwachsenen Menschen, bei dem das Gewicht im Verlauf der Jahre stets so konstant bleibt wie die Körpergröße. Man kann zwar allgemein feststellen, daß das durchschnittliche Körpergewicht des Menschen mit dem Alter etwas ansteigt, doch treten innerhalb verschiedener Altersstufen – sei es bei Dreißig- oder Sechzigjährigen – erhebliche Gewichtsschwankungen auf.

Natürlich haben die Erbanlagen einen gewissen Einfluß auf das Körpergewicht – aber eher, was die Figur angeht. Allein schon der Knochenbau prägt die Figur der Menschen sehr unterschiedlich. Sicherlich ist es auch teilweise genetisch bedingt, ob jemand ein eher dünner oder aber molliger Typ ist. Jedoch bezweifle ich, daß es so etwas wie ein 100-Kilogramm-Gen gibt oder daß dicke Bäuche vererbt werden. Auch extremes Übergewicht wird durch die Erbanlagentheorie nicht erklärt.

Ich bin davon überzeugt, daß im Rahmen der Erbanlagen für jeden Menschen die Möglichkeit für eine schlanke, ansehnliche Figur enthalten ist. Ob er diese Möglichkeit körperlich für sich ausleben kann, hängt von seinen Lebensumständen, von der Umwelt, also von der Psyche ab. Das Körpergewicht ist keine Standardgröße wie die Körpergröße, sondern eine vegetativ-variable Größe. Und so hat fast jeder Übergewichtige die Chance, die ihn beeinträchtigenden Pfunde abzubauen – seien es fünf oder fünfzig –, solange er nur vernünftige Zielvorstellungen hat.

Der Gravistat wird also im wesentlichen von der Seele betätigt. Viele Leser mögen sich fragen, warum die Psyche oft im Zusammenhang mit körperlichen Phänomenen steht, die wir im allgemeinen als ungesund bezeichnen. Gerade erhebliches Übergewicht wird ja als etwas extrem Ungesundes angesehen. Die körperliche Gesundheit oder Fitneß im üblichen medizinischen Sinn macht jedoch nicht allein unser allgemeines Wohlbefinden aus. Hierzu gehört als genauso wichtige Komponente ein ausgewogenes Seelenleben.

Nehmen wir einmal eine übergewichtige erwachsene Frau an, für die das Zuviel-Essen in erster Linie so etwas wie Trost bedeutet. Es gibt da eine Instanz in uns, die jeweils eine Hierarchie an Wichtigkeit erstellt: Was ist im Moment vorrangig – der Trost für die Seele oder ein gesundes Körpergewicht? Ist der Seelentrost wichtiger, nimmt diese

Instanz das ungesunde Körpergewicht zugunsten des ausgewogenen Seelenlebens in Kauf, ähnlich wie der Arzt (und Patient) die schädliche Nebenwirkung bei einem nützlichen Medikament.

Einige Seiten zuvor steht der Satz: »Der Körper nimmt zwar an Gewicht ab, aber das Gehirn denkt immer noch, er habe dick zu sein.« Der Gravistat, der, wie gesagt, ausgezeichnet Kalorien zählen kann, ist mit aller Macht bestrebt, das eingestellte Sollgewicht zu erhalten. Und da er sehr korrekt arbeitet, schafft er es dank intensiver Hungergefühle trotz aller Diätanstrengungen immer wieder, daß das alte Sollgewicht und somit das Übergewicht erreicht wird. Gleichzeitig müht sich der betroffene Übergewichtige mangels besseren Wissens verzweifelt mit etwas ab, was er unbewußt schon lange durch den Gravistaten automatisch beherrscht: das Kalorienzählen.

Den Klienten stellt sich oft die Frage: Wie kann denn das überhaupt sein, daß das Gehirn den Körper anders registriert, als er in Wirklichkeit ist – wie zum Beispiel als gleichbleibend dick, wenn bereits ein Gewichtsverlust eingetreten ist? Als Antwort auf diese Frage gibt es viele Beispiele für das Phänomen, daß der Mensch körperliche Gefühle wahrnehmen kann, die im Widerspruch zu der körperlichen Realität stehen. Als besonders prägnantes Symptom habe ich den Phantomschmerz in der Einführung des Buches schon einmal erwähnt. So schmerzen amputierte Gliedmaßen häufig noch, weil das Gehirn einfach nicht vergessen hat, daß der Körper einst vollständig war. Und genauso wie die Körperteile gespeichert sind, sind auch Körpergefühle gespeichert und jederzeit wieder abrufbar.

Erzählen Sie einmal in einer Runde von Freunden anschaulich von einem Japaner, der Harakiri macht. Die Hälfte der Anwesenden wird sich zusammenkrümmen, fest an den Bauch fassen und die Augen verdrehen – ohne daß Sie ihnen in Wirklichkeit ein Haar gekrümmt hätten! Das Gehirn der Beteiligten wußte sofort, wovon die Rede war, und vermittelte ihnen körperlich fühlbar in abgemilderter Form die beschriebene Empfindung.

Der Volksmund sagt: »Man ist so jung, wie man sich fühlt.« Und tatsächlich erzählen oft auch sehr alte Menschen, daß sie sich gar nicht so fühlen, wie ihr gealterter Körper beschaffen ist, sondern im Gegenteil noch ausgesprochen jung. Auch manch junger Mensch kennt die Erfahrung, daß er oder sie sich älter oder auch jünger fühlt, als es dem physischen Lebensalter entspricht. Transsexuelle schauen an sich herunter oder in den Spiegel und sprechen von ihrem eigenen Anblick als einem »fremden Körper«. »Dieser Mann bin ich nicht. Ich fühle doch ganz deutlich, daß ich eine Frau bin!« Auch Magersüchtige können ihr Spiegelbild betrachten, auf die Waage steigen und doch weiterhin darauf bestehen, daß sie sich dick fühlen. Das *Gefühl* dick zu sein, ist es, was sie loswerden wollen, und sie hungern und hungern, und das Gehirn sendet das Dicksein-Gefühl immer weiter. Ich nenne das all diesen Beispielen zugrundeliegende Phänomen die nicht-reale Körperempfindung.

Warum aber nun verfügt der Mensch über die Fähigkeit zu Körperempfindungen ohne reale Basis? Diese Fähigkeit ist ein Bestandteil unseres sehr sinnvoll organisierten Wahrnehmungsmechanismus. Uns unbewußt ablaufende Prozesse spielen dabei eine bedeutende Rolle. Eine Reihe von Psychologen sind der Überzeugung, daß unser Gesamtbewußtsein sich zusammensetzt aus etwa 10 Prozent Bewußtsein und 90 Prozent Unbewußtem. Denken Sie einmal an Ihre Wohnung. Als Sie neu dort einzogen, haben Sie sich alles ganz bewußt eingeprägt: Wo sind die Lichtschalter, wo die Türen, wo geht es um die Ecke, wie öffnet man die Fenster, wo ist der Telefonanschluß und wie klingt die Türglocke? Vielleicht sind Sie die ersten zwei Nächte beim Gang auf die Toilette noch an der Wand entlanggetappt oder mußten im Flur Licht machen. Heute bewegen Sie sich in Ihrer Wohnung, ohne an all diese Dinge nur einen bewußten Gedanken zu verschwenden. Ihr Unbewußtes hat sich die Umgebung Wohnung wie ein Programm eingeprägt und bringt Sie nachts sicher zur Toilette und wieder zurück ins Bett, ohne daß Sie das Bewußtsein »einschalten« müssen. Der Sinn dahinter ist, daß Ihr Unbewußtes Ihr Bewußtsein durch die Programmierung der Wahrnehmung Ihrer Wohnung entlastet hat. Ihr Bewußtsein ist jetzt in dieser Hinsicht unbeansprucht und kann sich mit voller Kapazität anderen wichtigen und neuen Dingen zuwenden.

Ähnliches erlebt man, wenn man einen anderen Menschen neu kennenlernt. In der ersten Zeit erfaßt man ihn aufmerksam mit vollem Bewußtsein, man lernt ihn kennen. Sobald man aber genügend Informationen über ihn aufgenommen hat, »macht man sich ein Bild« von ihm – das Gehirn speichert den Menschen in seiner Gesamtpersönlichkeit, so wie wir sie wahrgenommen haben. Ab jetzt beginnt man, auf diesen Menschen mehr und mehr auch unbewußt zu reagieren. Man bleibt gelassen bei Verhaltensmerkmalen, die einen zunächst verwunderten, man weiß, was dieser und jener Gesichtsausdruck zu bedeuten hat, man kann oft vorhersagen, was der andere gleich tun wird. Oft hört man die Bemerkung: »Also ich kenne sie noch nicht lange genug, ich habe mir noch kein Bild von ihr gemacht.« Hat man erst eine feste Vorstellung von jemandem, kann folgendes passieren: Der andere verhält sich plötzlich in einer Weise, wie ich sie überhaupt nicht gespeichert habe. »Das paßt ja gar nicht zu dem Bild, was ich von dir habe!« Also wird das Bild oder das Programm noch einmal neu vorgenommen, bewußt und eingehend überarbeitet und kommt anschließend als neueste Version wieder in den »Speicher«.

Und so, wie man sich nach einer Weile an die Eigenheiten einer Wohnung »gewöhnt« hat – es sei denn, man nimmt Veränderungen vor, stellt die Möbel um, was einen neuerlichen Umgewöhnungsprozeß hervorruft –, gewöhnt man sich auch nach der Speicherung des revidierten »Bildes« von einem Menschen wieder daran. Wir können mit dem anderen wieder ohne bewußte »Detektivarbeit«, also selbstverständlicher umgehen. Dasselbe gilt für alle möglichen Lernprozesse. Haben wir einmal laufen gelernt, so wird es so selbstverständlich wie das Atmen – es sei denn, ein Unfall oder eine Operation zwingt uns zu neuer Übung.

Glücklicherweise sind wir so konzipiert, daß wir normalerweise nicht für den Ablauf von Prozessen sorgen müssen, die unser Organismus einmal übernommen hat – ob von Anfang an, wie die vegetativen Körperfunktionen, oder durch Erlernen, wie Autofahren oder Wieder-Schlanksein. Wir können sie sich selbst überlassen. Zwar können wir zeitweise, wie zum Beispiel beim Atmen, die Funktion bewußt übernehmen, sie dann aber auch getrost wieder vergessen: Unser Unbewußtes vergißt nie, zu atmen – genauso, wie es den Weg zur Toilette nicht vergißt.

Unser Unbewußtes ist also weitgehend eine Ansammlung verschiedener, im Laufe unseres Lebens und unserer Erfahrungen erarbeiteter Programme, mit deren Hilfe wir die Möglichkeit haben, die vielen hundert und tausend Wahrnehmungen, die tagtäglich auf uns einwirken, wohlgeordnet aufzunehmen, ohne uns um jede Kleinigkeit bewußt kümmern zu müssen.

Die Kehrseite der Medaille bei dieser segensreichen Einrichtung sind natürlich solche Phänomene wie Vorurteile oder rigide und bedenkliche Gewohnheiten. Deswegen ist es immer wieder nützlich, sich seine »Programme« von Zeit zu Zeit bewußt zu überdenken, wie etwa Eßgewohnheiten – vor allem, was die Qualität angeht –, Vorurteile oder Ressentiments anderen Menschen gegenüber, wie die eigene Atemtechnik oder Körperhaltung. Unbestritten bleibt jedoch, daß wir völlig lebensunfähig wären, wenn wir unsere unbewußten Programme nicht hätten. Und deshalb ist es wichtig, daß nach jeder bewußten Überarbeitung eines unserer Programme als letzter Vorgang stets die Rückgabe des Programms in die Verantwortung unseres Unbewußten erfolgt. Ein Mensch, der den ganzen Tag mit gezieltem Bewußtsein an seine Atmung denkt, ist zu nichts anderem mehr in der Lage.

Gerade in Hinblick auf unseren Körper selbst und seine Funktionen hat die Natur es so eingerichtet, daß alles möglichst automatisch funktionieren kann. Daher sind wir auch auf ein möglichst langfristiges verbindliches Programm für unseren Körper angewiesen, das in sich ausgewogen und von allein in unserem Unbewußten ablaufen kann.

Kein Programm ist in sich stabil, wenn es tagtäglich geändert wird. Auch deshalb dauert es stets etwas länger, bis in unserer unbewußten Wahrnehmung, in unserem unbewußten Körperbild von uns selbst eine Veränderung registriert und neu aufgenommen wird. Selbst bei vollem Einsatz des Bewußtseins vollzieht sich die innere Wahrnehmung langsamer als die körperliche Realität.

Es ist immer wieder verblüffend, zu sehen, wie intensiv Menschen, die sichtbar abgenommen und ihr Zielgewicht, also ihr »wahres Gewicht« erreicht haben, sich weiterhin als dick empfinden können, ja als Hochstapler, die ihr eigentliches Dicksein nur mit einer schlanken Erscheinung tarnen und höllisch aufpassen müssen, daß die »Wahrheit« nicht ans Tageslicht kommt. Das Dicksein-Gefühl ist noch so lebendig, daß es das entsprechende Verhalten, wie Zuviel-Essen, fast zwangsläufig nach sich zieht. Der Teufelskreis ist geschlossen.

Das Phänomen des »verkappten Dickseins« ist ein im gegebenen Kontext besonders bezeichnendes Beispiel für die Fähigkeit der nicht-realen Körperempfindung. Die Existenz dieser Fähigkeit beruht, wie ich beschrieben habe, auf der Notwendigkeit langfristig angelegter Programme in unserem menschlichen Wahrnehmungsmechanismus, einer also grundsätzlich sehr zweckmäßigen Einrichtung. Natürlich stellen diese Mechanismen im speziellen Fall des Übergewichtigen zunächst eher ein Handicap dar, aber man sollte nie vergessen, sie vor dem Gesamthintergrund des komplizierten menschlichen Funktionierens zu würdigen. Genauso verhält es sich mit dem körperlichen Schmerz: Wenn ich mit dem Finger aus Versehen auf die heiße Herdplatte fasse, verfluche ich die Schmerzen, die sich sofort einstellen. Doch solch ein Vorfall sollte uns nie an der Erkenntnis hindern, was für eine natürliche und sinnvolle Funktion der körperliche Schmerz in unserem Leben erfüllt. Immerhin bewirkt er, daß der Finger noch rechtzeitig von der heißen Herdplatte genommen wird. Stellen Sie sich vor, wir könnten nicht empfinden, daß unser Körpergewebe durch eine zu hohe Temperatur beschädigt wird. Wir würden uns ständig schwer verbrennen.

So ist es auch gerade die Fähigkeit der nicht-realen Körperempfindung, mit deren Hilfe der Übergewichtige aus seinem Teufelskreis wieder herauskommen kann. Denn was in der einen Richtung möglich ist – das Gehirn suggeriert einem schlanken Menschen, er sei in Wirklichkeit noch dick –, funktioniert auch andersherum: Man kann dem Gehirn eines übergewichtigen Menschen die Wahrnehmung suggerieren, daß der Körper schlank sei – obwohl er tatsächlich noch dick ist. Das Gehirn gewöhnt sich durch entsprechendes Training immer mehr an die nichtreale Körperempfindung des Schlankseins, an das Programm des wahren Gewichts. Es beginnt schließlich, Hunger- und Sättigungssignale zu senden, die dem wahren Gewicht entsprechen, und so fängt der Übergewichtige tatsächlich an abzunehmen, bis das wahre Gewicht erreicht ist. So einfach ist das also? Ja, es ist so einfach, es haben nur noch nicht genügend Menschen darüber nachgedacht. Eine Erklärung dafür, warum das bisher auch auf viele Fachleute zutrifft, finden Sie im nächsten Kapitel.

Aus eigener Erfahrung und durch Erzählungen und Berichte von Kollegen machte mich eines Tages die Erkenntnis stutzig, daß Übergewichtige besonders gut abnehmen, wenn man ihnen regelmäßig in Trance in allen Einzelheiten suggeriert, sie seien schlank, hätten ihr wahres Gewicht und angemessene Essensgewohnheiten. Das allein schien oft schon auszureichen, um ohne eine bewußte Diät abzunehmen. Und wie mir dann klar wurde, ist das auch gar nicht verwunderlich. Denken Sie nur nicht, es sei eine Kleinigkeit, sich schlank zu fühlen, wenn man nicht daran gewöhnt ist. Da will vieles erst gelernt sein. Wie fühlt sich ein schlanker Po oder ein schlankes Gesicht an? Wie genau sehen im Spiegel meine Oberarme aus, wenn ich abgenommen habe? Was ist das für ein Gefühl in den Muskeln, in den Bändern, wenn ich mit meinem wahren Gewicht die Treppe hochhüpfe? Die Erfahrung sagt uns, daß sich solche Wahrnehmungen nicht einfach von allein einstellen, sondern daß der Übergewichtige sie als Körperempfindungen oft erst erlernen oder wieder neu erlernen muß.

Vergleichen Sie das einmal mit dem Erlernen einer

Fremdsprache, zum Beispiel Englisch. Stellen Sie sich vor, Sie können noch kein Englisch oder haben es zwar früher recht gut beherrscht, jedoch wieder vergessen, und nun planen Sie eine große Reise nach Amerika oder stellen fest, daß Sie ohne Englischkenntnisse beruflich nicht weiterkommen, beschließen also, Englisch zu lernen. Würden Sie jetzt einfach abwarten, bis Sie eines Morgens aufwachen und die Sprache können? Dieser Gedanke ist doch absurd – natürlich würden Sie sich hinsetzen oder auch einen Sprachkurs besuchen und aktiv lernen. Sie könnten es auch darauf ankommen lassen und einfach für einige Zeit nach England fahren. Wenn Sie lange genug dort bleiben, gelänge es Ihnen vielleicht, sich allmählich einigermaßen zu verständigen. Aber besonders, wenn man schon erwachsen ist, das Gehirn also bereits mit einer Vielzahl von Programmen »besetzt« ist, nimmt die Methode sehr viel Zeit in Anspruch und bleibt ohne eigentliche Sprachübungen auch fragwürdig. Das aktive Selbstlernen ist einfach der zuverlässigere Weg.

Genauso verhält es sich, wenn man lernt, schlank zu sein. Nutzen Sie schon die Zeit, die Sie noch als Übergewichtiger verbringen müssen, mit dem inneren Schlanksein-Training. Dies ist die beste Voraussetzung dafür, daß das Gehirn bei einer Gewichtsabnahme die Wandlung mitvollzieht. Natürlich kann es auch einmal vorkommen durch besonders günstige Umstände, daß Ihr Gehirn sich »von alleine« neu einstellt – Sie verlieben sich während einer schlankeren Phase, beginnen, regelmäßig Sport zu treiben und erhalten eine begehrte Stellung, bei der Ihr Aussehen eine große Rolle spielt ... Doch normalerweise versucht das Gehirn, Übergewicht zu halten, auf das es programmiert ist.

Daher stelle ich im Anschluß an diese Ausführungen Wahrnehmungsübungen vor, mit deren Hilfe Sie das

Schlanksein-Training schon heute aufnehmen können. Oft stellt sich dann schon nach wenigen Tagen ein verminderter Appetit ein. Bei jedem Menschen geht ein im Gehirn gespeichertes Schlanksein mit Normal-Essen und ein gespeichertes Dicksein mit Zuviel-Essen im Bereich des Unbewußten Hand in Hand. So erklärt es sich auch, daß automatisch mit dem Schlanksein-Training das entsprechend zum Schlanksein passende Eßverhalten aktiviert wird.

### *Wahrnehmungsübung 1: Vor dem Spiegel*

1. Sie setzen oder legen sich bequem hin, schließen die Augen. Gehen Sie jetzt die nächsten Schritte in Ihrer Phantasie mit Ihrer Vorstellungskraft durch.
2. Stellen Sie sich vor, Sie hätten Ihr wahres Gewicht. Mit der entsprechenden Figur stehen Sie im Bikini, in der Badehose oder nackt – wie Sie sich am liebsten sehen – vor einem großen Spiegel, der Ihren schlanken Körper als Ganzes abbildet.
3. Nehmen Sie sich – wie beim Fernsehen – Zeit, das »Bild einzustellen«: Sie machen es farbig, leuchten es gut aus und machen die Konturen deutlich sichtbar.
4. Sie drehen und wenden sich vor dem Spiegel, um sich von allen Seiten betrachten zu können.
5. Fangen Sie an, sich in allen Einzelheiten wahrzunehmen und zu erfühlen:
   Mein Gesicht: Wie sieht es genau aus, wenn ich schlank bin, wie wirken die Augenpartie, die Wangen, das Kinn?
   Wie fühlt es sich an?
   Der Hals: Wie sieht er genau aus?
   Wie fühlt er sich an?

Die Schultern: Wie sehen sie aus?
Wie fühlen sie sich an?
Verfahren Sie so weiter in dieser Reihenfolge:
Die Oberarme, die Unterarme, die Hände, der Oberkörper, die Taille, die Hüften, der Po, der Bauch, die Oberschenkel, die Unterschenkel und die Füße.

6. Nehmen Sie erneut intensiv mit allen Ihren Sinnen wahr:
   Wie sehe ich aus, wenn ich schlank bin?
   Wie höre ich mich an (zum Beispiel meine Stimme, mein Atem), wenn ich schlank bin?
   Wie fühle ich mich, wenn ich schlank bin?
   Wie rieche ich, wenn ich schlank bin?
   Was habe ich für einen Geschmack im Mund, wenn ich schlank bin?

*So machen Sie es richtig:*

Drehen und wenden Sie sich in der Vorstellung, damit Sie sich von allen Seiten sehen können.

Gehen Sie – je nachdem – näher heran an den Spiegel oder weichen Sie zurück, um den jeweiligen Körperteil optimal betrachten zu können.

Machen Sie diese Übung täglich 10 Minuten lang.

*Wichtige Tips:*

Vielleicht haben Sie ein Schmuckstück, das Sie ständig am Körper tragen. Wenn nicht, besorgen Sie sich eines, sei es ein Ring, eine Hals- oder Armkette oder ein Ohrring. Wichtig ist, daß dieser Gegenstand ständig oder meistens getragen wird. Sehen Sie sich dann in der Wahrnehmungsübung stets *mit* dem entsprechenden Schmuckstück. So wird der Schmuck Sie im Laufe des Tages immer wieder – Ihnen bewußt oder unbewußt – an Ihr Ziel erinnern.

Begeben Sie sich in Parfümerien oder Drogerien auf »Duftsuche« nach einem Geruch, der Ihrer Meinung nach besonders gut zu Ihrem schlanken Körper passen würde. Dabei ist es egal, ob Ihre Wahl auf ein Parfüm, ein Rasierwasser oder auf einen Deostift fällt. Kaufen Sie sich das entsprechende Produkt, und tragen Sie den Duft täglich.

### *Wahrnehmungsübung 2: Sich bewegen wie ein Schlanker*

1. Als Voraussetzung für diese Übung müssen Sie sich in körperlicher Bewegung befinden, wobei jede Aktivität geeignet ist: während Sie Sport treiben, beim Treppensteigen oder beim Schaufensterbummel, während Sie Staub saugen oder Auto fahren – und auch beim Essen. Es sollten auf jeden Fall körperliche Bewegungsabläufe sein, die öfter in Ihrem Alltag vorkommen.
2. Stellen Sie sich vor, wie Sie sich bei diesen Bewegungen mit Ihrem wahren Gewicht fühlen würden. Wie würden Sie in sich federn, welchen Bewegungsrhythmus hätten Sie, welche Geschwindigkeit hätten Ihre Bewegungsabläufe?
3. Fangen Sie an, sich *tatsächlich* so zu bewegen und zu benehmen, als seien Sie schlank. Bringen Sie Ihre Empfindungen in Kontakt mit Ihrem schlanken Körper, der unter den Pfunden steckt. Dieser Körper bestimmt nun jede Bewegung und Ihr Körpergefühl. Sie fühlen sich entsprechend leicht.

4. Fühlen Sie, wie Sie sich als Schlanker oder Schlanke bewegen, und nehmen Sie noch einmal die Körperpartien einzeln durch: Wie fühlt sich mein Gesicht an, wenn ich mich mit meinem wahren Gewicht bewege? Wie fühlen sich mein Hals, die Schultern, die Oberarme, die Unterarme und die Hände an, dann der Oberkörper, die Taille, die Hüften, der Po, der Bauch, die Oberschenkel, die Unterschenkel und die Füße?

*So machen Sie es richtig:*

Wählen Sie jeden Tag wieder eine andere körperliche Bewegung für diese Übung aus.

Seien Sie offen für Überraschungen während des Übens. Eine Klientin von mir bemerkte beispielsweise ganz erstaunt, daß sie sich als Schlanke viel ruhiger und gemäßigter bewegen würde, als sie es als Dicke tat. Eigentlich hatte sie vermutet, daß sie als Schlanke nur Luftsprünge machen würde. Verlassen Sie sich also auf Ihre Intuition.

Machen Sie diese Übung stets 10 Minuten lang.

*Wichtige Tips:*

Eine gute Idee las ich im Buch einer Kollegin: Überkleben Sie die Gewichtsanzeige Ihrer Waage mit Ihrem wahren Gewicht. So erleben Sie dann beim allmorgendlichen Wiegen immer wieder das Gefühl, Sie hätten bereits Ihr wahres Gewicht. Wir haben durch jahrelangen Umgang mit der Waage gelernt, uns entsprechend der Zahl zu fühlen, die wir auf diesem Gerät ablesen. Diesen Umstand können Sie sich nun beim Schlanksein-Training zunutze machen. Wiegen Sie sich also auf diese Art und Weise regelmäßig.

Überlegen Sie auch morgens bei der Planung Ihres Tagesablaufes: »Was würde ich heute machen, wenn ich schlank wäre?« Je nachdem, wie es Ihnen möglich ist, unternehmen Sie genau die Dinge, die Ihnen dann beim Nachdenken einfallen. Eine meiner Klientinnen begann dadurch wieder, in Konzerte zu gehen und mehr Freunde zu besuchen – genauso, wie sie es einst in ihren »schlanken« Zeiten gerne getan hatte.

# II/2
# *Denken Sie nicht an ein Krokodil*

Im Kapitel zuvor schrieb ich zum Thema »Schlanksein lernen«: »So einfach ist das also? Ja, es ist so einfach, es haben nur noch nicht genügend Menschen darüber nachgedacht.« Ich erkläre mir dies durch den Umstand, daß wir in vielen Bereichen und eben auch in der Psychologie dazu neigen, lediglich problemorientiert zu denken. Das ist natürlich nicht falsch, es reicht aber auf keinen Fall aus, um ein Problem erfolgreich zu bewältigen. Wir denken zu einseitig darüber nach, was alles nicht sein soll. Man will nicht länger dick sein. Übergewicht ist ungesund, man will nicht zuviel essen. Dann kommen die Überlegungen nach dem Warum. Welche Ursachen stecken hinter dem Dicksein – liegt es am zu üppigen Nahrungsangebot, oder stecken Depressionen dahinter?

All solche Überlegungen können ein Problem beschreiben und erklären, jedoch wird oft nicht genauso intensiv darüber nachgedacht, was dann *anstatt* des Problems da sein soll. Ich kenne kaum irgendwelche wissenschaftlichen Forschungen, die sich mit den Ursachen des Schlankseins beschäftigen. Und gerade davon könnten Menschen, die an Übergewicht leiden, enorm profitieren. Technisch ausgedrückt: Das Gehirn beschäftigt sich fast nur mit dem, was nicht sein darf, es bekommt jedoch keine detaillierten Instruktionen für das, was in ihm vorgehen soll, für das, was erwünscht ist. Weil solche konstruktiven Anweisungen aber mit eine der wichtigsten Voraussetzungen auch für die Bewältigung von Gewichtsproblemen sind, habe ich diesem Bereich ein eigenes Kapitel gewidmet.

Das menschliche Gehirn kann kein »Nein« oder »Nicht« adäquat verarbeiten. Mit folgendem Beispiel können Sie sich das sehr gut veranschaulichen: Stellen Sie sich vor, jemand sagt zu Ihnen: »Ich möchte, daß du jetzt nicht an ein Krokodil denkst.« Was passiert dann? Natürlich denken Sie sofort an ein Krokodil. Damit das Gehirn begreifen kann, was es nicht machen soll, muß es erst einmal das gespeicherte »Krokodil-Programm« hervorrufen. Deshalb wird auch von Kinderpsychologen empfohlen, Kinder nicht zu einseitig auf Gefahren aufmerksam zu machen. Wenn eine Mutter ständig zu ihrem Kind sagt: »Stolper nicht!«, muß das Gehirn des Kindes – genau wie in dem Beispiel mit dem Krokodil – erst einmal das komplette »Stolper-Programm« aktivieren, damit das Kind begreifen kann, was nicht passieren soll.

So ist es also hilfreicher, genau zu formulieren, was eintreten *soll:* »Geh schön gerade, halte die Balance, achte auf Hindernisse, damit du gut über sie hinwegkommst.« Wenn Sie zum Beispiel eine Urlaubsreise planen, kommen Sie auch nicht besonders weit, wenn Sie immer nur an Orte denken, wo es *nicht* hingehen soll: Ich will nicht nach Griechenland, nicht nach Norwegen, nach Rom schon gar nicht, und Frankreich reizt mich überhaupt nicht. Wenn Sie dann so weitermachen, werden Sie bei Urlaubsbeginn zu Hause sitzen bleiben, während alle anderen zu ihren Zielen aufbrechen. Es ist also irgendwann auch wichtig, sich konkret auszumalen, wo Sie hin möchten. Dann erst können Sie auch effektiv handeln, also ein Hotel buchen, die Reiseroute ausarbeiten, Geld in der entsprechenden Landeswährung besorgen oder was sonst zu Ihren Reisevorbereitungen gehört. So ist es schon viel wahrscheinlicher, daß Sie Ihr Ziel erreichen.

Anhand des »Krokodil-Beispiels« können Sie sich nun sicherlich auch vorstellen, was passiert, wenn Sie ständig denken: »Ich bin zu dick, ich esse zuviel – das muß aufhören, das darf ich nicht.« Das Gehirn ist ständig weiter mit dem Dicksein beschäftigt und bleibt in bezug auf das Ziel – das wahre Gewicht – sozusagen im Leerlauf stecken, es hat kein detailliertes Programm dafür. Wie viele Menschen sagen allein schon, wenn ihnen etwas zu essen oder zu trinken angeboten wird: »Nein danke, ich werde sonst zu dick.« Die innere Wahrnehmung ist ganz anders aktiviert, wenn man statt dessen sagen würde: »Nein danke, denn ich möchte gerne schlank sein.«

Auch Menschen, die bereits erfolgreich abgenommen haben, behalten oft ihre ungünstigen Formulierungen bei. Zuerst freuen sie sich natürlich, daß sie ihr wahres Gewicht erreicht haben. Dann steigen sie eines Morgens auf die Waage und müssen feststellen, daß sie ein Kilogramm zugenommen haben. Auf der Stelle fangen sie wieder an, ihr Dicksein-Programm zu aktivieren: »O Gott, ich habe wieder zugenommen, hoffentlich werde ich jetzt nicht wieder dick, ich muß alles tun, damit ich wieder weniger esse.« Ein kleines zusätzliches Kilogrämmchen kann schon ausreichen, um die nicht-reale Körperempfindung des Dick-wie-eine-Tonne-Seins zu reaktivieren. Oft ist das dann tatsächlich der Auslöser, wieder zuzunehmen. Viel günstiger ist es natürlich, wenn die Empfindungen weiterhin trotz des einen unerwünschten Kilogramms mit dem immer noch schlanken Körper in Kontakt bleiben, indem man sich gut zuredet: »Ein Kilogramm ändert noch gar nichts daran, daß ich jetzt schlank bin. Ich bin eben wie alle schlanken Menschen – mal wiege ich ein Pfund mehr, mal ein Pfund weniger, aber immer pendelt sich mein wahres Gewicht wieder ein.« Sicher ist es verständlich, daß bei jemandem, der gerade abgenommen hat, die Angst vor dem Wieder-Dickwerden groß ist. Aber gerade das ist doch ein wichtiger Grund dafür, möglichst günstige Voraussetzungen zu schaffen, damit man das wahre Gewicht halten kann. Und mit eine Voraussetzung dafür ist bestimmt, sich die hier vorgestellten Gedanken zu eigen zu machen.

Sicherlich ist Ihnen durch dieses Kapitel noch mehr bewußt geworden, warum die Wahrnehmungsübungen vom vorherigen Kapitel zum Thema »Schlanksein lernen« so wichtig und auch erfolgversprechend sind. Im Gehirn entstehen dadurch detaillierte Zielvorstellungen, und je detaillierter und prägnanter diese Vorstellungen sind und je konsequenter man sie einübt, desto wahrscheinlicher ist es, daß man sein wahres Gewicht erreicht und beibehält.

Es ist also wichtig, die Ruhe zu bewahren, wenn man ein oder gar ein paar Pfündchen zugenommen hat. Stürzen Sie sich bitte nicht sofort in ein Diätprogramm. Denn auch bei normalerweise schlanken Menschen ist es eine völlig normale Erscheinung, daß sie gelegentlich im Urlaub oder über die Weihnachtsfeiertage zunehmen. Das Gewicht pendelt sich erfahrungsgemäß von alleine wieder ein. Warten Sie ab, bis bei Ihnen der Alltag wieder eingekehrt ist. Geben Sie auf jeden Fall dem Gravistaten mindestens drei bis vier Wochen lang die Chance, die Sache wieder in Ordnung zu bringen. Aktivieren Sie als einzige Gegenmaßnahme in solchen Situationen die Easy-Weight-Übungen.

Eine Klientin von mir, die schon seit einiger Zeit unter fünf Pfund Übergewicht litt, war genau durch eine solche Sache erst in die Gewichtsproblematik hineingeschlittert.

Jedes Jahr hatte sie über Weihnachten zwei bis drei Kilogramm zugenommen, sie jedoch nach ein paar Wochen ohne bewußtes Dazutun wieder verloren. Nun hatte sie sich kurze Zeit vor einem bestimmten Weihnachtsfest einen teuren engen Lederrock gekauft. Nach Weihnachten paßte das gute Stück dann natürlich nicht mehr, es zwickte und zwackte an der Taille. Dieses Mal nun reagierte sie sofort auf die zusätzlichen Pfunde mit einigen rigorosen Obsttagen, weil sie unbedingt wieder in den Rock passen wollte. Aber während dieser Tage und in der Zeit danach fing sie an, in einem Ausmaß ans Essen zu denken, wie sie es vorher noch nie von sich gekannt hatte, und geriet dadurch für zwei Jahre in den schönsten Diät-Freßanfall-Kreislauf. Ich bin sicher, daß die willkürlich von der Klientin ins Leben gerufenen Gedanken: »Ich will nicht dick sein, ich will nicht zuviel essen!« allein die Auslöser für ihre Gewichtsprobleme waren.

### *Wahrnehmungsübung 3:*<br>*»Denken Sie nicht an ein Krokodil!«*

1. Als Wahrnehmungsübung für dieses Kapitel mache ich Ihnen noch einmal ein paar für Ihr Ziel jeweils günstige und ungünstige Formulierungen innerhalb Ihrer Gedanken und Aussagen bewußt.
2. Setzen oder legen Sie sich bequem hin, und lassen Sie die folgenden Sätze in ihren Unterschieden auf sich wirken.
3. *Die Beispielsätze:*
   *ungünstig:* »Nein, danke, ich möchte keinen Kuchen, ich werde sonst zu dick.«
   *günstig:* »Nein, danke, ich möchte keinen Kuchen, weil ich schön schlank werden (bleiben) will.«

*ungünstig:* »O Gott, ich habe zwei Pfund zugenommen, hoffentlich werd' ich jetzt nicht enorm dick!«
*günstig:* »Ein Kilogramm ändert noch gar nichts daran, daß ich jetzt schlank bin (schlank werde). Ich bin eben wie alle schlanken Menschen – mal wiege ich ein Pfund mehr, mal ein Pfund weniger, aber immer pendelt sich mein wahres Gewicht wieder ein.«

*ungünstig:* »Wenn ich nur nicht immer diesen Hunger hätte!«
*günstig:* »Ich würde mich gern öfter satt fühlen« (denken Sie dabei intensiv an das Gefühl des Sattseins).

*ungünstig:* »Hilfe, die Hose klemmt, ich bin zu dick!«
*günstig:* »Kein Wunder, daß eine so enge Hose bei einem kleinen Pfündchen mehr schon kneift. Das ändert natürlich nichts an meinem Schlanksein.«

*So machen Sie es richtig:*

Machen Sie sich bewußt, wie unterschiedlich diese Sätze auf Sie wirken.

Überprüfen Sie sich nach diesem »Strickmuster« auch im Alltag in Ihrer Wortwahl zu dem Thema »Gewicht und Figur«.

*Wichtiger Tip:*

Sollte wirklich einmal ein eng zugeschnittenes Kleidungsstück zwicken und zwacken, ziehen Sie es sofort aus, und legen Sie es in die hinterste Ecke Ihres Kleiderschrankes. Suchen Sie sich statt dessen etwas zum Anziehen heraus, das bequem zugeschnitten ist und das Sie auch leiden mögen, so daß es Ihnen leichter fällt, sich weiterhin schlank zu fühlen. Machen Sie keine Diät, sondern frischen Sie die Easy-Weight-Wahrnehmungsübungen wieder auf, und lassen Sie Ihrem Gravistaten mindestens drei bis vier Wochen Zeit, die Sache wieder in Ordnung zu bringen.

# II/3
# Der Umgang mit den Eßphantasien

Es ist eines der größten Probleme beim Dicksein und Abnehmenwollen, daß die Betroffenen fast ständig ans Essen denken müssen. Gerade auch während einer Diät entstehen oft regelrechte Eßphantasien. Während die Leute vor ihren Salattellern sitzen, träumen sie von Pizza, Torten, Schokolade, kalten Buffets, Sonntagsbraten, Salzstangen und Eiscreme. Entsprechend dem »Krokodil-Beispiel« werden diese Vorstellungen um so intensiver, je mehr man versucht, nicht ans Essen zu denken. Dabei nützt das Wissen überhaupt nichts, daß all diese Lieblingsspeisen mehr oder weniger ungesund sind und enorm viele Kalorien haben. Alle Informationen und Selbstermahnungen bleiben wirkungslos und verblassen völlig neben den prächtigen Essensbildern, die einem die hungrige Phantasie vorgaukelt.

Soweit ich informiert bin, wurden zu diesem Problem ansonsten noch keine wirklich wirksamen Hilfen vorgestellt. Dabei hat jeder Mensch durchaus die Voraussetzungen für das Erlernen der Fähigkeit, die Eßphantasien erfolgreich »wegzudenken«. In Kapitel II/1 beschrieb ich die menschliche Fähigkeit der nicht-realen Körperempfindung und wie man diese Fähigkeit zur Bewältigung von Gewichtsproblemen gezielt nutzbar machen kann. Dies ist aber noch lange nicht die einzige menschliche Wahrnehmungsfähigkeit, die bei Gewichtsproblemen zum Erfolg verhelfen kann. Ich möchte in diesem Kapitel zwei weitere wesentliche Fähigkeiten vorstellen, die vor allem in bezug auf die Eßphantasien sehr hilfreich eingesetzt werden können. Die Wahrnehmungsübung am Ende dieses Kapitels dient dazu, die entsprechenden Fähigkeiten zu aktivieren und zu trainieren. Ich stelle nun erst einmal diese beiden Fähigkeiten ausführlich vor und erkläre dann ihren Nutzen im Zusammenhang mit dem Eßphantasieproblem.

### *Aktive Einflußnahme auf die »innere Bildqualität«:*

Machen Sie sich einmal bewußt, wie sehr unsere Sprache beinhaltet, daß wir alle innere Bilder mit uns herumtragen. Daß man »sich ein Bild macht« von einem Menschen oder einer Situation, habe ich bereits erwähnt, auch daß man »alles grau in grau sehen« kann. Ebenso spricht man davon, daß man eine Möglichkeit »sieht« oder daß man »sich nur verschwommen erinnern kann«. Dem Ausspruch: »Die Zukunft sieht für mich ganz finster aus« kann man die berühmte »rosarote Brille« gegenüberstellen. Wünsche und Träume »malen wir uns in den allerschönsten Farben« aus, ja selbst das Wort »Vorstellung« beinhaltet eigentlich nichts anderes, als daß wir ein Bild vor unser »inneres Auge« stellen. Die Beispiele für die Bildkraft unserer Sprache ließen sich noch beliebig fortsetzen.

Man hat nun herausgefunden und darauf hingewiesen, daß man diese sprachlichen Ausdrücke wortwörtlich auffassen kann. Wie sehr das zutrifft, haben meine Kollegen und ich in unserer gemeinsamen Berufspraxis eindrucksvoll erfahren. Nehmen wir hier als Beispiel einmal an, jemand bietet einem Anti-Alkoholiker auf einer Party ein Glas Schnaps an. Es ist gut vorstellbar, daß der Angesprochene den Schnaps etwa mit den folgenden Worten ablehnt: »Nein danke, ich trinke keinen Alkohol, das liegt mir ganz fern.« Fragt man ihn nun nach seinem inneren Bild zu diesem Ausspruch, so erklärt er, daß er tatsächlich vor seinem inneren Auge in weiter, weiter Ferne ganz verschwommen eine Flasche Schnaps stehen sieht. So habe ich auch viele meiner depressiven Patienten, die ja oft von sich sagen, daß sie »alles grau in grau« sehen, nach der Qualität ihrer inneren Bilder befragt, die sie sich passend zu ihren Sorgen machen. Und tatsächlich sehen diese Menschen viele Bilder aus Erinnerung, Gegenwart oder Zukunft wie Schwarzweißphotos, dazu oft »wie durch einen Schleier«. Ebenso gibt es die rosarote Brille tatsächlich. Patienten, die sich über bestimmte Dinge freuen, verliebt oder aus anderen Gründen gut gelaunt sind, beschreiben oft auf Anfragen die zu ihrer positiven Einstellung passenden inneren Bilder als »rosa getönt«. Übrigens – auch das Wort »Einstellung« spricht schon Bände.

Die inneren Bilder, die wir uns zu bestimmten Dingen machen, repräsentieren also in ihrer Qualität (»grau in grau«, farbig, weit weg, nahe dran, verschwommen und ähnliches) unsere Einstellung in Stimmung und Gefühl ebendiesen Dingen gegenüber. Nun fand man heraus, daß wir Menschen die Fähigkeit haben, aktiv auf die Qualität unserer inneren Bilder einzuwirken, das heißt sie zu verändern. Mit nur etwas Schulung kann in jedem von uns diese Fähigkeit aktiviert und trainiert werden. Wir sind also der Qualität unserer Bilder nicht hilflos ausgeliefert. Unser Gehirn, welches uns ermöglicht hat, das Einmaleins, Lesen und Schreiben zu erlernen und aktiv zu betreiben, versetzt uns auch in die Lage, unsere inneren Bilder aktiv zu beeinflussen.

Schauen Sie sich beispielsweise einmal ein Schwarzweißphoto oder eine Szene aus einem Schwarzweißfilm an. Schließen Sie die Augen, und versuchen Sie sich vorzustellen, wie dieses Photo oder dieser Bildausschnitt wohl in Farbe aussehen würde. Vielen Leuten gelingt dieses »innere Umschalten« auf Anhieb. Andere wieder brauchen dazu etwas Übung. Doch jeder, dem man diese kleine Aufgabe stellt, kann sie früher oder später lösen.

Wir können also durch unsere – meist brachliegende – Fähigkeit des »Bilder-Einstellens« entscheidend mit dazu beitragen, daß »die Welt wieder ganz anders aussieht«. So ist hiermit eine zusätzliche wirkungsvolle Möglichkeit geschaffen, psychische Veränderungsprozesse in die Wege zu leiten. Ich habe ausreichend Erfahrung mit diesem neuen psychologischen Vorgehen gemacht, um bestätigen zu können, daß schon die aktive Veränderung der inneren Bilder einen verändernden Einfluß auf die entsprechende Einstellung, auf Stimmung und Gefühl den Dingen gegenüber hat, zu denen die bearbeiteten Bilder passen. Depressive Patienten beispielsweise berichten von erstaunlichen positiven Veränderungen im inneren Erleben, nachdem ich lediglich mit ihnen übte, innere Bilder von der Qualität her wieder farbig, hell und klar zu sehen, ohne daß wir über den Inhalt ihrer Sorgen und Probleme sprachen. Ich will damit natürlich nicht sagen, daß diese neue Methode es überflüssig macht, inhaltlich an Problemen und Sorgen zu arbeiten, also über diese Dinge zu sprechen. Jedoch ist sie auf jeden Fall als ein zusätzliches wirksames und segensreiches psychotherapeutisches Handwerkszeug aufzufassen. Wie heißt es doch so schön: »Alle Wege führen nach Rom.«

Irgendwann und irgendwie sind in unserer persönlichen Lebensgeschichte all unsere Gefühle und Stimmungen, ist also unsere Einstellung den verschiedensten Dingen gegenüber entstanden. Die jeweilige Einstellung ist dann entsprechend gekoppelt mit den dazu passenden inneren Bildern. Man kann sich das menschliche Gehirn – natürlich stark vereinfacht – wie einen Computer vorstellen, der niemals ausgeschaltet wird. Ständig laufen die einmal eingespeicherten Programme weiter. Wenn nun keine neuen Programme dazukommen und die schon vorhandenen nicht immer wieder auf den neuesten Stand gebracht werden, »spult« das Gehirn einfach die alten Programme ab, die nun einmal zur Verfügung stehen. Es hat gar keine andere Wahl, da es ja immer arbeiten muß.

Sicher ist vielen das Beispiel vertraut, daß das Gehirn immer wieder zum Stichwort »Mathematik« (oder »Englisch« in einem anderen Fall) ein düsteres, verworrenes inneres Bild schickt, welches zu einer Reihe von Erlebnissen paßt, die man einmal als Dreizehnjähriger mit einem doofen Mathematiklehrer hatte, der den Schülern das Fach so richtig »vermieste«. Nun läuft man ein Leben lang mit diesem inneren Bild und dem dazu passenden mulmigen Gefühl herum, ohne jemals die Chance zu nutzen, das Thema »Mathematik« einmal »in einem anderen Licht« oder »von einer anderen Seite« zu sehen. Man bleibt diesem Bereich möglichst fern, obwohl man seine Intelligenz noch gar nicht recht daran erprobt hat und mathematische Kenntnisse sehr nützlich sein könnten. Das Gehirn kann nichts dafür, denn es hat nie eine andere Anweisung erhalten, als immer wieder dieses Bild zu schicken.

Man könnte nun aber seinem Gehirn klare Instruktionen für die Qualität des inneren Bildes geben, wie zum Beispiel: Hell einstellen, Farbe reindrehen, schärfere Konturen, größerer oder kleinerer Abstand. Dies kann man so lange fortsetzen, bis die Ansicht der inneren Bilder ein angenehmes Gefühl in einem erzeugt. Wenn all dies geschehen ist, beherrscht man natürlich das Fach selbst noch nicht besser als vorher. Aber man kann es sich auf diese Weise ersparen, immer wieder gegen ein mulmiges Gefühl beim Stichwort »Mathematik« ankämpfen zu müssen. So wird dann auch die Wahrscheinlichkeit viel größer, daß man doch noch den Elan aufbringt, sich erneut mit dem Fach auseinanderzusetzen.

Fazit: Wir sollten uns nicht ständig hilf- und tatenlos den in unserem Gehirn gespeicherten »Programmen« ausliefern, sondern vielmehr unsere Fähigkeit nutzen und trainieren, diese Programme aktiv unseren aktuellen Bedürfnissen entsprechend zu modellieren. Und genau dies ist von besonderer Bedeutung beim Thema »Umgang mit den Eßphantasien«.

Die zweite wichtige menschliche Fähigkeit, die ich zu diesem Thema darstellen möchte, ist die *Reise mit der Achterbahn* oder die *assoziierte* und *dissoziierte Wahrnehmung:*

»Assoziierte« und »dissoziierte« Wahrnehmung sind zwei schwierige, aber sehr wichtige Begriffe, die Sie sich unbedingt merken müssen. Jeder Mensch weiß – sei es bewußt oder unbewußt –, wie er in seiner Erscheinung, also von außen, aussieht. Das weiß man von seinem Spiegelbild, von Photos, heutzutage auch schon oft vom Video, und das entnimmt man auch den Aussagen seiner Mitmenschen und der Wirkung, die man auf andere ausübt.

Schließen Sie doch jetzt einmal kurz die Augen, und stellen Sie sich vor, wie Sie jetzt im Moment von außen, also in den Augen eines anderen Menschen in Ihrer Nähe aussehen: sitzend, stehend oder liegend, das Buch in der Hand. Während Sie sich jetzt in Ihrer Vorstellung »von außen« sehen, haben Sie eine *dissoziierte Wahrnehmung der eigenen Person.* Sie können aber auch wieder »in sich hineinschlüpfen« und einen Blickwinkel aus Ihrer eigenen Person heraus annehmen, also an sich selbst heruntersehen – Sie selbst sind sozusagen »Ihre eigene Kamera«. In dieser Perspektive haben Sie wieder das Buch relativ groß und dicht vor der Nase, in der Perspektive der dissoziierten Wahrnehmung fiel das Buch natürlich optisch viel kleiner aus. Wenn Sie in der Wahrnehmung also »in sich drin« sind, haben Sie eine *assoziierte Wahrnehmung der eigenen Person.*

Bewußt oder unbewußt nutzt jeder von uns ständig diese beiden Möglichkeiten der Wahrnehmung der eigenen Person. Schauspieler beispielsweise machen das ganz gezielt. Zu ihrem Beruf gehört die Fähigkeit, einerseits »die Welt mit den eigenen Augen zu sehen« (assoziierte Wahrnehmung), sich also in ihre Rolle hineinzufühlen, und andererseits sich »mit den Augen eines Dritten« zu überprüfen (dissoziierte Wahrnehmung), also die Wirkung des eigenen Auftretens auf andere Menschen miteinzukalkulieren. Jeder von uns sagt manchmal Sätze wie: »Ach, ich seh' mich schon im Urlaub am Strand liegen!« (dissoziierte Wahrnehmung). Assoziierte und dissoziierte Wahrnehmung nun haben nicht nur unterschiedlichen Einfluß auf die bildliche Perspektive unserer inneren *Bilder,* sie wirken sich auch ganz unterschiedlich auf unsere *Gefühle* aus. Dies möchte ich Ihnen mit einer einfachen Wahrnehmungsübung verdeutlichen. Gemeint ist die *Reise mit der Achterbahn:*

Jeder weiß, was eine Achterbahn ist. Stellen Sie sich einmal vor, Sie schlendern auf einem Jahrmarkt oder einer Kirmes herum und kommen nun auf die Achterbahn zu. Sie bleiben stehen und schauen den Achterbahnfahrern zu. Stellen Sie sich nun aus dieser Perspektive vor, Sie sähen sich selbst mit den Augen eines außenstehenden Betrachters dort vorne in der Schlange an der Kasse stehen. Ich nenne die Person, also Sie selbst, wie Sie sich in der dissoziierten Wahrnehmung dort vorne sehen, einmal »Person X«. Sie sehen also, wie Person X jetzt in einen der Wagen einsteigt.

Der Wagen fährt an, und die Fahrt geht los, während Sie, der Betrachter, von unten aus zusehen. Der Wagen fährt die Steigung hoch, und Person X wird aus Ihrer Sicht immer kleiner. Jetzt ist der Wagen oben angekommen. Er fährt eine kleine Kurve und steuert auf die erste Talfahrt zu. Und Sie sehen, wie der Wagen – huuii – hinunterfährt. Die Fahrt geht weiter, und irgendwann landet der Wagen nach vielen Schlangenlinien wieder am Ausgangspunkt. So weit – so gut.

Beim zweiten Durchgang nun sind Sie nicht mehr die Person X, sondern Sie setzen sich bitte *selbst* – also in assoziierter Wahrnehmung – in den Wagen. Sie spüren den harten Sitz, das kalte Metall des Wagens. Jetzt gibt es einen kleinen Ruck, und die Fahrt geht los. Der Wagen klettert die Steigung hoch, Sie hören ein lautes Klackern und spüren, wie Sie durch den steilen Anstieg nach hinten gepreßt werden. Sie schauen nach oben – die Welt scheint dort aufzuhören. Der Wagen ist oben angekommen, hoch über der Kirmes fahren Sie eine kleine Kurve. Sie steuern direkt auf die Talfahrt zu, Sie holen tief Luft, drücken die Arme durch, ein Blick in die Tiefe, und – huuii – Sie sausen hinab. Die Fahrt geht weiter, bis der Wagen irgendwann langsamer wird und Sie wieder am Ausgangspunkt angekommen sind.

Sicherlich haben Sie den Unterschied zwischen diesen beiden Achterbahnversionen bemerkt. Die zweite Vorstellung löst wesentlich intensivere körperliche Reaktionen aus als die erste. Viele Patienten berichten mir nach dieser Übung, daß sie bei der zweiten, assoziierten Vorstellung tatsächlich ein mulmiges Gefühl im Magen bekamen, einigen wurde etwas schwindelig, oder sie bekamen regelrecht feuchte Hände.

Auf der Kirmes gibt es sogar Leute, die mit diesem Phänomen ihr Geld verdienen. Auf großen Leinwänden zeigen sie den Leuten Filme von Achterbahnfahrten aus der Perspektive eines Mitfahrenden, so daß den Betrachtern der Eindruck vermittelt wird, sie würden selbst mit im Wagen sitzen. Auch hier erleben die Leute körperlich das Gefühl des Achterbahnfahrens mit, obwohl sie – wie auch bei unserer Vorstellungsübung – gar nicht wirklich auf der Achterbahn unterwegs sind. Hier wird also Geld verdient mit der menschlichen Fähigkeit der assoziierten Wahrnehmung – wie übrigens auch sonst in der Filmbranche.

Entsprechend bemerkenswert ist das Phänomen, daß man bei der dissoziierten Wahrnehmung, also wie bei der ersten Achterbahnversion, auch zu seinen körperlichen Gefühlen einen gewissen Abstand hat, sie also in stark abgeschwächter Form erlebt. Diese Erkenntnis macht man sich auch bei der Behandlung von sogenannten Schmerzpatienten zunutze, Patienten also, die hartnäckige körperliche Schmerzen zu ertragen haben. Wenn solche Menschen trainieren, sich im Schmerz zu dissoziieren (sich selbst mit ihrem Schmerz von außen wahrzunehmen), kann ihnen das dabei helfen, im Rahmen des Möglichen ihren Schmerz zu bewältigen oder doch zu lindern.

Wenn ich also als Betrachter Dinge aus mir selbst heraus – assoziiert – betrachte, erlebe ich besonders intensiv Gefühle und körperliche Reaktionen, die diese Dinge in mir auslösen. Dies gilt sowohl für innere, in der Vorstellung erzeugte als auch für materielle, von außen präsentierte Bilder (zum Beispiel Photos, Filme). Dies Phänomen ist gerade bei den Eßphantasien von großer Bedeutung. Von mir befragt, antworteten *alle* Übergewichtigen, die (zu) gerne essen und viel ans Essen denken, daß sie sich Eßwaren *stets assoziiert vorstellen*, also in Großaufnahme dicht vor der eigenen Nase und – natürlich – dicht vor dem eigenen Mund. Genauso wie nun vielen bei der Achterbahn-Vorstellungsübung real schwindelig wird, erleben auch Menschen mit Eßphantasien real körperliche Empfindungen wie Appetit, Hunger, die Produktion von Verdauungssäften und nehmen außerdem auch Geruch und Geschmack der innerlich vorgestellten Speise intensiver wahr. Gegen diese, nur allzu »lebendigen« Wahrnehmungen mit schierer Willenskraft ankämpfen zu wollen, ist meiner Meinung und Erfahrung nach nahezu sinnlos.

Aber genau das ist es, was Menschen, die abnehmen möchten, den ganzen Tag lang versuchen. Dem allerschlanksten Menschen würde das Wasser im Munde zusammenlaufen, wenn man ihm seine Lieblingsspeise dicht vor die Nase hielte, und auch er oder sie würde dann »zuschlagen«. Doch auch hier gilt, was zuvor zum Thema »innere Bildqualität« gesagt wurde: Genausowenig wie der *Qualität* unserer inneren Bilder sind wir der *Perspektive* unserer inneren Bilder hilflos ausgeliefert. Wir können ganz im Gegenteil aktiv Einfluß darauf nehmen, ob wir Eßwaren innerlich dissoziiert oder assoziiert wahrnehmen, ob wir also die geliebten Leckereien ständig vor unserer Nase herumtragen oder als unbedeutende Kleinigkeit in der Ferne verschwinden sehen.

*Zusammenfassung:*

Bei all diesen Möglichkeiten der menschlichen Wahrnehmungsfähigkeiten darf man es nicht zu einer verfehlten Bewertung kommen lassen. Man kann nicht sagen, daß es grundsätzlich gut oder schlecht ist, Dinge grau oder farbig, dissoziiert oder assoziiert wahrzunehmen. Hier gilt der Satz: *Wann ist was nützlich, wem gegenüber, wo und in welcher Situation?* So ist es beispielsweise für eine Depressive sehr nützlich, wenn sie die Zukunft betreffende Bilder von der

Qualität her wieder farbig sieht, wohingegen es einem sogenannten »Eßsüchtigen« guttun würde, innere Bilder von verführerischen Speisen einmal in einem unansehnlichen »Grau in Grau« zu betrachten. So bezieht sich die zu diesem Kapitel ausgearbeitete Wahrnehmungsübung natürlich nur auf das Thema mit den Eßphantasien.

Bevor ich aber diese Übung vorstelle, möchte ich noch einmal auf die bildliche Darstellung von Eßwaren in der Werbung und in den Medien eingehen. Wenn Sie diese Seiten gelesen haben, wird Ihnen natürlich klar, warum in der Nahrungsmittelwerbung die Produkte meist für die assoziierte Wahrnehmung bildlich dargestellt werden. Seien es Süßigkeiten, Nudelgerichte oder Getränke – immer wähnt der Betrachter sie optisch dicht vor der Nase, natürlich mit all den dazugehörigen appetitgeschwängerten Gefühlen und körperlichen Reaktionen. Wir sind alle gezwungen, uns ständig – sei es bewußt oder unbewußt – solche Werbebilder anzusehen. Wir begegnen ihnen auf Schritt und Tritt in Zeitungen, auf Plakatwänden, Litfaßsäulen und auf dem Fernsehschirm. Das hat einen ungeheuer großen Einfluß vor allem auf unser Unbewußtes, wie psychologische Experimente in den USA eindrucksvoll bewiesen haben.

Die Tatsache, daß Filme sich aus vielen Einzelbildern zusammensetzen, die ganz schnell hintereinander gezeigt werden und so beim Betrachter die Illusion der Bewegung vermitteln, wurde bei einem Experiment geschickt genützt: Man fügte in die Bildfolge von Kinospielfilmen nach etwa jedem fünften Einzelbild das Photo einer Coca-Cola-Flasche ein. Diese Photos waren für den Betrachter wegen der raschen Bildfolge bewußt nicht wahrnehmbar. Dennoch konsumierten die Kinobesucher, wenn diese Filme gezeigt wurden, in der Pause sehr viel mehr Coca-Cola, als es normalerweise der Fall war. So stark hatten die Einblendungen auf das Unbewußte der Leute gewirkt.

Deshalb sehe ich in der Werbung eine der Hauptursachen vieler Eßprobleme, die wirklich *nicht* nur daher rühren, daß der Übergewichtige angeblich zu willensschwach ist oder tiefsitzende »seelische Knoten« mit sich herumträgt. Die Übung, die ich anschließend vorstelle, ist auch ein wirkungsvolles Mittel, wie man sich gegen die geheime Verführung der Werbung zur Wehr setzen kann.

Regelrecht paradox ist die Art und Weise, wie in Zeitschriften alle möglichen Varianten einer Diät zum Abnehmen vorgestellt werden. Man sieht in Nahaufnahme in den allerschönsten Farben und für die assoziierte Wahrnehmung dargestellt einen Teller mit einem leckeren Hähnchenschenkel und einigen wirkungsvoll drapierten Blättern Salat, das Ganze garniert mit einer Zitronenscheibe. Darunter steht, daß dieses Gericht erfreulicherweise nur 400 Kalorien hat, also kein bißchen dick macht.

Natürlich macht dieses Gericht an sich nicht dick. Aber in seiner bildlichen Darstellung verstärkt es noch das Eßphantasien-Problem eines Menschen, der abnehmen will. Es geht gar nicht um die Kalorien, sondern darum, daß Essen wieder farbig, in Nahaufnahme und assoziiert dargestellt wird – nämlich genau so, wie die inneren Bilder zum Thema Essen bei Menschen, die abnehmen wollen, *nicht* sein sollten! Allerdings unterstelle ich hierbei nicht, daß dieser paradoxe Effekt von den Redakteuren beabsichtigt ist. Hier haben wir es eher mit Unwissenheit oder Gedankenlosigkeit zu tun – wenn man davon absieht, daß es auch bei Zeitschriften (wie in der Werbung) um Wirkung gleich Auflagenhöhe geht.

Es hilft also nicht, gegen die Gefühle ziellos anzukämpfen, die Ihre inneren Bilder zum Thema Essen in Ihnen erzeugen. Noch weniger hilft, wenn Sie einmal an das

Krokodil-Beispiel zurückdenken, der Versuch, *nicht* ans Essen zu denken. Denn damit schaffen Sie ja alle Voraussetzungen dafür, daß Sie erst recht den ganzen Tag lang ans Essen denken müssen. Was hilft, ist einzig und allein ein optimales Training, *wie* Sie ans Essen denken können, *ohne* gleich einen Freßanfall zu bekommen.

Sie müssen also Ihre innere Bildqualität ebenso wie Ihre innere Bildperspektive (in diesem Fall dissoziiert statt assoziiert), die Ihre Einstellung in Stimmung und Gefühl dem Essen gegenüber repräsentieren, Ihrem Abnehm-Wunsch entsprechend verändern. Dies ist etwas, was Sie lernen können wie das Einmaleins. Zuerst bedarf es immer wieder einer gewissen bewußten Anstrengung, die einzelnen Schritte nachzuvollziehen, aber schon nach kurzer Zeit laufen sie in Ihrer Wahrnehmung automatisch, also ohne Ihr bewußtes Zutun ab.

## *Wahrnehmungsübung 4: Der Umgang mit den Eßphantasien*

1. Als Voraussetzung für diese Übung sind drei Ausgangssituationen geeignet:
   a) Sie stellen sich im Geiste etwas zu essen vor.
   b) Sie halten sich ein Photo von einem appetitanregenden Gericht vor (Zeitschrift, Kochbuch).
   c) Sie sitzen oder stehen tatsächlich vor einer Mahlzeit, einem Buffet, vor der Auslage einer Konditorei.
   Ausgangssituation a) eignet sich am besten für »Anfänger«.
2. Sehen Sie sich das Bild eine Weile an.
3. Gehen Sie in der Wahrnehmung aus sich selbst heraus (dissoziieren Sie sich), und sehen Sie sich mit den Augen irgendeines Betrachters, also von außen, vor der

Speise sitzen (stehen). Die Person, die Sie dort vor dem Essen sitzen oder stehen sehen, nenne ich ab jetzt »Person X« (statt Person X können Sie hier auch Ihren Namen einsetzen, wie zum Beispiel »Frau Schmidt«, »Herr Meier«, »Peter« oder »Ursula« – je nachdem).

4. Stellen Sie sich jetzt vor, Sie sitzen in einem Kino. Vorne auf der Leinwand sehen Sie das, was Sie eben betrachtet haben, als Film: Sie beobachten, wie Person X vor einem leckeren Gericht sitzt (steht). Jetzt stoppt der Film und wird zum Standbild.
5. Sie bitten in der Phantasie den Filmvorführer, aus dem Bild die Farbe herauszudrehen, so daß es jetzt als Schwarzweißbild zu sehen ist (jeder Farbfernseher verfügt über eine solche Taste).
6. Jetzt fängt das Bild dort vorne auf der Kinoleinwand an, immer kleiner zu werden, bis es auf Bildschirmgröße zusammengeschrumpft ist.
7. Sie stehen von Ihrem Kinositz auf und verlassen den Vorführraum, da Sie auf dem Bild kaum mehr Einzelheiten erkennen können.
8. Draußen nehmen Sie sich noch einmal ein Programmblatt des Kinos zur Hand. Sie schlagen auf und stoßen auf das Bild, das eben gezeigt wurde: In Photoformat sehen Sie noch einmal das Schwarzweißbild, auf dem Person X vor einem Gericht sitzt (steht). Die Speise ist kaum mehr zu erkennen, das Photo läßt Sie gleichgültig. Daher ...
9. ... klappen Sie das Programmheft zu, stecken es ein oder schmeißen es weg – was immer Sie mit so einem Blatt machen würden.
10. Jetzt sehen Sie sich in Großaufnahme und Farbe noch einmal mit schlanker Figur – wie in der Wahrnehmungsübung 1 – vor dem Spiegel an. Genießen Sie diesen Anblick.

*So machen Sie es richtig:*

Verweilen Sie während der Übungsphase stets so lange bei jedem einzelnen Schritt, bis er Ihnen gelungen ist. Lassen Sie sich Zeit!

Wenn Sie die Übung beherrschen, machen Sie sie immer, wenn Sie die Gelegenheit dazu haben. Machen Sie sie vor allem vor jeder Mahlzeit – kurz bevor Sie zu essen anfangen.

Wenn Ihnen etwas besonders gut schmeckt und Sie nicht aufhören können, zu essen, schließen Sie kurz die Augen und gehen Sie diese Übung durch. Wiederholen Sie sie ein- bis zweimal.

*Wichtiger Tip:*

Kaufen Sie sich eine Zeitschrift oder ein Kochbuch mit verführerisch bebilderten Kochrezepten. Gehen Sie sie zur Übung Seite für Seite durch.

# *II/4*
# *In den schlanken Körper schlüpfen*

Um die Gedankengänge dieses Kapitels nachvollziehen zu können, müssen Sie unbedingt das Kapitel zuvor – »Der Umgang mit den Eßphantasien« – gelesen haben. Denn auch hier spielen die dort beschriebenen menschlichen Fähigkeiten *(Umgang mit der inneren Bildqualität* und *dissoziierte/assoziierte Wahrnehmung der eigenen Person)* eine maßgebliche Rolle. Außerdem ist dieser Abschnitt eine Ergänzung zu Kapitel II/1 »Gewicht und Gehirn – das Erlernen des Idealgewichts«. Die hieran folgende Übung unterstützt im wesentlichen den dort beschriebenen Lernprozeß.

Jeder Übergewichtige trägt in der Vorstellung von seinem Äußeren zwei Wahrnehmungen mit sich herum: einmal die, wie er jetzt aussieht (nämlich dick), und dann die, wie er einmal aussehen möchte (nämlich schlank). Dabei ist es meistens so, daß der Übergewichtige seinen dicken Körper in der Vorstellung fast immer assoziiert wahrnimmt (er steckt also in ihm drin) und seinen schlanken Körper dissoziiert (er sieht sich schlank von außen). Er steht demnach also auch mit seinen Körpergefühlen dem Dicksein näher als dem Schlanksein. Und – wie gesagt – wo ein Dicksein-Gefühl ist, ist ein Dicksein-Verhalten (wozu vor allem auch das Eßverhalten zählt) nicht weit entfernt.

Hier ist also ganz einfach Folgendes zu trainieren: Der Übergewichtige muß lernen, seinen dicken Körper von außen zu sehen, sich dagegen seinen erwünschten schlanken Körper in allen Farben und Einzelheiten auszumalen und sich in der inneren Wahrnehmung mit seinem schlanken Körper und wahren Gewicht zu assoziieren. Er muß also in den neuen Körper »hineinschlüpfen« und anfangen, die Welt mit den Augen eines schlanken Menschen zu betrachten. Entsprechend dem Achterbahn-Beispiel wird er so in Kontakt mit dem Schlanksein-Gefühl kommen, und schafft sich damit alle Voraussetzungen für ein entsprechendes Schlanksein-Verhalten (mit dem dazugehörigen Eßverhalten).

Immer wieder habe ich mit Klienten zu tun, die bereits erfolgreich mit einer Diät ihr Wunschgewicht erreicht haben, aber trotzdem von der Angst vor dem Dicksein besetzt sind. Auch nach dem Erreichen ihres Ziels zählen sie immer noch ängstlich Kalorien und leiden weiterhin unter sich abwechselnden Freß- und Hungerphasen. Bei diesen Klienten machte ich eine interessante Entdeckung. Ich bat sie jeweils, sich zwei Bilder aus der Erinnerung ins Gedächtnis zu rufen: einmal ein Bild aus ihrer »dicken« Zeit und zum anderen ein Bild aus ihrer jüngeren Vergangenheit, also aus ihrer jetzigen »schlanken« Zeit. Das Ergebnis ist wirklich erstaunlich: All diese Patienten sind im Erinnerungsbild aus der früheren »dicken« Zeit mit ihrem dicken Körper assoziiert (stecken also in ihm drin) und im Erinnerungsbild aus der neueren »schlanken« Zeit mit ihrem schlanken Körper dissoziiert (sehen sich also als Schlanke von außen). Und all das, obwohl sie in Wirklichkeit schon schlank sind! Dies unterstreicht noch einmal den Satz: »Das Gehirn denkt immer noch, der Körper sei dick, obwohl er in Wirklichkeit durch die Diät schlank geworden ist.«

Wenn Sie also einen schlanken Menschen wegen seiner Figur bewundern, bedenken Sie auch, daß er trotzdem durchaus Gewichtsprobleme haben kann! Schlanksein bedeutet nicht automatisch, daß man keine Freß- und Hungerphasen mehr durchleiden muß. Leider sind auch einige schlanke Menschen – oft Frauen – eßsüchtig. Sie nehmen bei Freßanfällen große Nahrungsmengen auf und stecken sich danach den Finger in den Hals, um das Essen wieder auszubrechen. Diese Eßstörung hat den Namen Bulimie. Mehr darüber schreibe ich in Kapitel VII.

So war und ist es auch für schon schlank gewordene Patienten sehr hilfreich, auch nach dem Abnehmen noch Easy Weight zu lernen. Das hilft ihnen, ihren Abnehm-Erfolg wirklich zu sichern und unbeschwert das Leben eines natürlich Schlanken genießen zu können. Hier nun die Übung zu diesen Ausführungen:

### *Wahrnehmungsübung 5: Aus dem dicken Körper raus- und in den schlanken Körper reinschlüpfen*

1. Setzen oder legen Sie sich bequem hin. Schließen Sie die Augen, wenn Ihnen das beim Konzentrieren hilft.
2. Überprüfen Sie, wie Sie Ihren dicken Körper (sei es Ihr jetziger oder der aus der Vergangenheit) wahrnehmen. Wenn Sie ihn schon dissoziiert wahrnehmen, bleiben Sie dabei. Wenn Sie sich in dicker Form eher assoziiert wahrnehmen, gehen Sie in der Vorstellung aus sich heraus und sehen Sie sich Ihren dicken Körper mit den Augen eines außenstehenden Betrachters an. Die Person, die Sie dort betrachten, nenne ich wieder »Person X« (Sie können Ihren Namen einsetzen).

3. Stellen Sie sich jetzt vor, Sie sitzen in einem Kino. Vorne auf der Leinwand sehen Sie in einem Film die Person X.
4. Sie bitten in der Phantasie den Filmvorführer, den Film zu stoppen, so daß Sie das Bild in Ruhe betrachten können. Dann bitten Sie ihn, aus dem Bild die Farbe herauszudrehen, so daß es jetzt als Schwarzweißbild zu sehen ist.
5. Jetzt fängt das Bild dort vorne auf der Leinwand an, immer kleiner zu werden, bis es auf Bildschirmgröße zusammengeschrumpft ist.
6. Sie stehen von Ihrem Kinositz auf und verlassen den Vorführraum, da Sie auf dem Bild kaum mehr Einzelheiten erkennen können.
7. Draußen nehmen Sie sich ein Programmblatt des Kinos zur Hand. Sie schlagen es auf und stoßen auf das Bild, das eben gezeigt wurde: In Photoformat sehen Sie noch einmal das Schwarzweißbild vor sich, welches die übergewichtige Person X zeigt.
8. Sie klappen das Programmblatt zu, stecken es ein oder machen damit, was immer Sie mit so einem Blatt machen würden. Jetzt gehen Sie wieder in das Kino hinein und nehmen wieder Platz. Vorne sehen Sie jetzt auf der Leinwand in Großaufnahme und Farbe ein Bild von sich mit Ihrem wahren Gewicht und der entsprechend schlanken Figur. Sie sorgen für eine gute Bildqualität. Es muß gut ausgeleuchtet sein, die Kontraste müssen stimmen, und überhaupt – es muß Ihnen so richtig gut gefallen. Wenn Sie soweit sind ...
9. ... stehen Sie von Ihrem Kinositz auf und gehen nach vorne auf das Bild zu. Gehen Sie – wie das in Filmen oder im Fernsehen manchmal mittels technischer Tricks gezeigt wird – in das Bild hinein. Nähern Sie sich der schlanken Person X immer mehr.

10. Jetzt vereinigen Sie sich in der Wahrnehmung mit sich selbst. Gehen Sie in den schlanken Körper hinein. Sehen, hören, fühlen, riechen und schmecken Sie wie ein Schlanker, genießen Sie die Bewegungen.

*So machen Sie es richtig:*

Verweilen Sie bei jeder Übungsphase stets so lange bei jedem einzelnen Schritt, bis er Ihnen gelungen ist. Lassen Sie sich Zeit!

*Wichtiger Tip:*

Suchen Sie als Vorlage für Schritt 8 dieser Übung ein Photo aus Ihren »schlanken« Zeiten heraus, auf dem Sie sich selbst gut gefallen. Lassen Sie es vielleicht sogar vergrößern, und hängen Sie es an der Wand auf. Oder Sie tragen einen Abzug davon stets mit sich herum. Sollten Sie ein solches Photo nicht besitzen, stellen Sie auf andere Art und Weise ein Bild von sich als schlanke Person her. Vielleicht können Sie gut malen. Oder Sie suchen sich aus einer Zeitschrift das Bild eines schlanken Menschen heraus, dessen Figur Ihrem wahren Gewicht nahekommt, und kleben dann einfach Ihr eigenes, aus einem Photo ausgeschnittenes Gesicht passend über das der abgebildeten Person.

Sehen Sie sich Ihr »schlankes« Bild möglichst oft an. Lassen Sie es aber nie beim Ansehen allein bewenden, sondern denken Sie immer gleich daran, wie es ist, in so einem Körper drinzustecken – assoziieren Sie sich also mit dem Bild, schlüpfen Sie in Ihren schlanken Körper hinein.

# II/5
# *Wie motiviere ich mich optimal?*

Es ist schon fast makaber, wie einige Übergewichtige versuchen, sich zum Abnehmen zu motivieren. Eine meiner Patientinnen stellte sich regelmäßig vor den Spiegel und beschimpfte sich selbst als »fette Sau«.

Ein anderer Klient sprang ebenfalls nicht gerade glimpflich mit sich um: »Friß nicht so viel, sonst platzt du bald aus allen Nähten!« Oder: »Schäm dich, du hast schon wieder zuviel gegessen! Daß du dich aber auch gar nicht zusammenreißen kannst!«

Ich könnte noch viele solcher Beispiele nennen. Dabei sind dieselben Patienten zu ihren Mitmenschen meist freundlich und entgegenkommend, machen anderen Mut, die gerade in schwierigen Situationen stecken. Nur sich selbst gegenüber gebrauchen sie einen Tonfall wie in der Kaserne – kein liebes Wort, kaum Verständnis, nur Strenge und Intoleranz.

Tatsächlich steckt hinter diesem selbstkritischen Verhalten immer die gute Absicht, Kraft und Energie zum Abnehmen, zum Verzicht auf zuviel Essen zu finden. Aber den meisten Menschen wird ganz elend und schwach, wenn man sie anmeckert. Vielleicht reißt man sich nach einer Standpauke für eine kurze Zeit zusammen, aber danach folgen meist Depression und Resignation.

Viele von uns sind leider in so einem meckernden, anklagenden, zurechtweisenden Stil erzogen worden, der oft mehr Schuldgefühle als Besserung bewirkt. Sicher handelten (und handeln heute noch) die meisten Eltern und Lehrer, Bevollmächtigten in Ausbildung oder Bundeswehr dabei in guter Absicht: Als Erziehungsmittel erzeugt man in seinem Zögling ein schlechtes Gefühl und hofft, daß der Betroffene dann alles dafür tut, das schlechte Gefühl wieder loszuwerden – und sich dadurch so verhält, wie man es von ihm wünscht.

Beispielsweise bekommt ein Kind gesagt: »Steh auf, sonst kommst du zu spät in die Schule, und der Lehrer schimpft mit dir!« Jetzt entsteht vor dem inneren Auge des Kindes ein kleiner Horrorfilm, in dem der schimpfende Lehrer in Großaufnahme gezeigt wird. Wenn nun das mulmige Gefühl beim Anblick dieses inneren Filmes schlimm genug geworden ist, steht das Kind schnell auf, um das Unangenehme zu vermeiden. Jahre später dann sieht man den schimpfenden Chef in Großaufnahme, um sich damit morgens aus dem Bett zu treiben.

Weiterhin bekommt man gesagt: »Setz dich auf den Hosenboden, mach deine Hausaufgaben, sonst landest du in der Gosse.« Oder: ». . . sonst bleibst du sitzen.« – »Komm nicht so spät nach Hause, sonst passiert was!« So etwas nennt man in der Psychologie die *negative Motivation:* Menschen strengen sich an, um etwas Schlimmes zu vermeiden oder um aus einer schlimmen Situation herauszukommen. Ja, es kursiert sogar das Gerücht, daß es regelrecht schädlich sei, in jemandem, der etwas leisten soll, ein gutes Gefühl zu erzeugen. So schreckten und schrecken sogar noch heute einige Erzieher davor zurück, ein Lob auszusprechen. Sie meinen, davon würde das Kind, der Lehrling oder die Studentin übermütig und nur nachlässig – das Lob könnte dem jungen Menschen »zu Kopfe steigen«.

In den letzten Jahren und Jahrzehnten nun wurde von der psychologischen Wissenschaft erforscht, wie man Menschen optimal zu Leistung motivieren kann. Man fand heraus, daß die negative Motivation ein relativ schlechtes Mittel ist, um die zur Leistung gehörende Kraft und Energie zu fördern. Die Menschen funktionieren zwar auf diese Art und Weise, aber nicht besonders gut. Die Leistungskraft wird durch den Druck der negativen Motivation auf lange Sicht eher abgebaut. Das ewige Sichzusammenreißen, damit man es mit dem ständigen Druck aufnehmen kann, kostet einfach zuviel Kraft. Es stellen sich Angst, Unlust, Depressionen ein, und der Streß durch den Druck wirkt sich auf Dauer auch negativ auf die körperliche Gesundheit aus. Es ist schon schade, daß man etwas so Einleuchtendes erst durch psychologische Forschung herausfindet und ernst nimmt. So sehr ist vielen Menschen der Instinkt dafür abhanden gekommen, was ihnen selbst und anderen wirklich guttut! Da müssen erst Wissenschaftler kommen und uns sagen, daß der Mensch viel mehr und viel Besseres leisten kann, wenn er positiv motiviert wird.

*Positive Motivation* bedeutet, in jemandem ein gutes, angenehmes Gefühl zu erzeugen, das er dann immer wieder erreichen beziehungsweise mit aller Kraft bewahren möchte. Ein Lob beispielsweise bremst die Leistung nicht, sondern fördert sie in großem Maße, da man immer wieder das schöne Gefühl, gelobt zu werden, erleben möchte. Auch ist es körperlich viel gesünder, wenn man zum Erreichen schöner, angenehmer Gefühle etwas leistet. So entsteht die Kraft nicht aus der Angst vor Druck und Strafe, sondern aus der Sehnsucht nach dem Angenehmen.

Aufgrund der oben beschriebenen Forschung begann man in amerikanischen Firmen und großen Betrieben schon vor längerer Zeit, die Mitarbeiter positiv zu motivieren.

Man bemüht sich um einen freundlichen Umgangston, lobt, wo es angebracht ist, macht Mut und zeigt sich Fehlern gegenüber möglichst nachsichtig. Natürlich geschieht das alles nicht etwa aus purer Menschenfreundlichkeit, sondern weil die Firmen bei besseren Leistungen ihrer Mitarbeiter auch besser konkurrenzfähig bleiben und mehr Umsatz machen.

Ein Mensch, der sich wohl fühlt, vermag *mehr länger* zu leisten. Die positive Motivation ist der beste »Kraftstoff« für die Menschen. Die negative Motivation könnte man dagegen mit minderwertigem Benzin vergleichen, das einen Motor zwar antreibt, aber wenig effektiv – das Auto fährt langsamer – und unter größeren Verschleißerscheinungen – der Motor geht schneller kaputt.

Warum aber sollten die Ergebnisse der oben beschriebenen Forschung nur dem finanziellen Umsatz von Firmen und Betrieben zugute kommen? Wir sollten aus diesen Ergebnissen auch unseren persönlichen, seelischen Vorteil ziehen. Ich habe festgestellt, daß viele Menschen, ohne bewußt darüber nachzudenken, sich selbst gegenüber den Stil der negativen Motivation pflegen. Sie machen mit sich selbst, was früher andere mit ihnen gemacht haben. Daher ist es wichtig, daß jeder, der etwas leisten möchte – in diesem Falle das Abnehmen –, lernt, sich selbst positiv zu motivieren. Das dauert oft eine gewisse Zeit, wenn man seit Jahren einen anderen Stil mit sich selbst gewohnt ist, aber es lohnt sich! Nicht nur für das Abnehmen und eine gute Figur, sondern auch für andere Leistungsbereiche und für das gute Allgemeinbefinden.

Bei der positiven Motivation ist es wichtig, sich schöne Ziele auszumalen, für die sich die Anstrengung lohnt. Zum Beispiel: »Wenn du jetzt etwas für die Schule tust, kannst du vielleicht ein Studium aufnehmen und kommst in den Genuß der langen Semesterferien ...« Oder: »... dann kannst du einen Beruf lernen, durch den du dir schöne Reisen finanzieren kannst.« Oder, etwa vor einem unangenehmen Behördengang: »Stell dir vor, wie schön es ist, wenn du das hinter dir hast, irgendwo einen Kaffee trinkst und es genießt, frei von allem Druck zu sein.« Das ist sehr viel wirkungsvoller, als wenn man sich als Motivation all die unangenehmen Folgen ausmalt, die passieren könnten, wenn man diesen Behördengang weiter aufschiebt.

Außerdem ist es bei der positiven Motivation wichtig, auf den Tonfall zu achten, mit dem man sich selbst anspricht. Überlegen Sie einmal: Wie gehe ich mit mir um, wenn ich mir ein schlechtes Gewissen etwa wegen des Essens einrede? Versuchen Sie einmal in Gedanken die Stimme zu beschreiben, mit der Sie sich selbst Druck machen. Stellen Sie sich vor, Sie sind Regisseur beim Hörfunk. In einem bestimmten Hörspiel nun soll die Stimme vorkommen, mit der Sie sich selbst immer Vorwürfe machen. Was für eine Stimme bräuchten Sie da? Eher männlich oder weiblich, jung oder alt, laut oder leise? Mehr im Befehlston schimpfend oder aber jammernd, wütend oder leise klagend? Mehr von oben herab oder ganz dicht an Ihrem Ohr im Flüsterton?

Nachdem Sie sich selbst diese Ihre innere Stimme des schlechten Gewissens ausführlich beschrieben haben, machen Sie sich noch einmal bewußt, was eigentlich die gute Absicht ist, die hinter dieser Stimme steckt. Sie will in Ihnen Kraft und Energie zum Abnehmen mobilisieren. Überprüfen Sie nun, ob Sie mit dieser inneren Stimme *wirklich* das für sich erreichen, was erreicht werden soll: Verhilft Ihnen diese innere Stimme tatsächlich zu Kraft und Energie? Haben Sie es wirklich gern, wenn man so mit Ihnen umspringt? Oder macht diese Stimme Sie nicht eher verzagt, mißgelaunt, elend und schwach?

Überlegen Sie sich einmal in Ruhe, wie jemand zu Ihnen sprechen müßte, damit Sie sich gerne zu etwas motivieren lassen. Machen Sie sich möglichst eine konkrete Vorstellung von der betreffenden Stimme, gehen Sie in Details. Sollte die Stimme eher männlich oder weiblich sein, jung oder alt? Soll sie ernsthaft und sanft mit Ihnen reden oder eher optimistisch und fröhlich? Vielleicht kennen Sie jemanden, sei es aus der Verwandtschaft, dem Freundeskreis oder aus Film, Fernsehen oder Radio, der für die Rolle Ihres »inneren Motivators« das Modell abgeben könnte.

Dann ist natürlich noch der Inhalt dessen wichtig, was die Stimme sagt: »Nur Mut, wir schaffen es schon. Macht nichts, wenn du heute mal zuviel gegessen hast, dafür kannst du ja morgen was einsparen.« Oder, in einem liebevollen Ton: »Ach, laß doch das Stück Kuchen einfach stehen. Du möchtest doch schön schlank werden! Nachher bist du wieder traurig.« Das verursacht ein ganz anderes Gefühl, als wenn man sich innerlich anraunzt: »Hör auf zu fressen, sonst wirst du zu fett!«

*Wichtig:* Das angenehme Gefühl, das durch den liebevollen Umgang mit einem selbst entsteht, kann durchaus das angenehme Gefühl, das beim Essen einer Sahnetorte entsteht, ersetzen!

Eine Bekannte von mir hat eine, wie ich finde, gleichermaßen schöne und originelle Art, sich innerlich zum Abnehmen zu motivieren. Wenn sie Hunger hat, sagt sie in einem freundlichen Ton zu sich selbst: »Weißt du was – du hast doch innerlich so viele schöne Fettdepots, die knabberst du jetzt einfach an! Nasch einfach innerlich von all den Sachen in der gut gefüllten Speisekammer, die du mit dir herumträgst, und laß dafür das äußere Essen stehen!« Vielleicht wirkt diese Vorstellung ja auch auf Sie – oder Sie denken sich eine ganz eigene Vorstellung in diesem Sinne aus, die Sie persönlich noch besser anspricht.

## *Wahrnehmungsübung 6: Wie motiviere ich mich optimal?*

1. Denken Sie an eine Situation, in der Sie sich innerlich damit beschäftigen, daß Sie abnehmen wollten oder daß Sie zuviel gegessen hatten oder daß Sie zugenommen hatten.
2. Machen Sie sich einmal ganz sorgfältig bewußt, wie Sie in dieser Situation mit sich selbst gesprochen haben, beziehungsweise wie Sie überhaupt in solchen Situationen mit sich selbst sprechen. Entwerfen Sie eine innere Stimme, die Ihren Tonfall sich selbst gegenüber am treffendsten wiedergibt: männlich oder weiblich, jung oder alt, laut oder leise, nörgelnd oder schimpfend, freundlich oder schlecht gelaunt, sanft vorwurfsvoll oder besserwisserisch ...
3. Machen Sie sich auch die gute Absicht bewußt, die hinter dieser Stimme steckt: Sie will in Ihnen Kraft und Energie zum Abnehmen motivieren. Würdigen Sie innerlich diese gute Absicht.
4. Fragen Sie sich jetzt kritisch, ob die wahrgenommene Stimme wirklich optimal für diese gute Absicht, Sie zu motivieren, geeignet ist. Gibt diese Stimme Ihnen wirklich Kraft, Energie und ein angenehmes Gefühl?
5. Wenn ja – freuen Sie sich darüber, daß Sie sich selbst optimal motivieren können.

   Wenn nicht – entwerfen Sie eine Stimme, von der Sie sich wirklich gerne motivieren lassen würden, die Ihnen wirklich Kraft, Energie und Optimismus zum Abnehmen zuwachsen läßt. Schaffen Sie sich wieder die entsprechenden Kriterien: männlich oder weiblich, jung oder alt, laut oder leise, ernsthaft oder fröhlich, sanft oder kräftig ... Malen Sie sich aus, was diese Stimme inhaltlich sagen soll.

6. Stellen Sie sich lebhaft vor, jemand würde, immer wenn Sie an das Thema Gewicht und Abnehmen denken oder sich damit beschäftigen, mit dieser optimalen Stimme zu Ihnen sprechen.

*So machen Sie es richtig:*

Üben Sie zunächst fünf Minuten täglich mit dieser optimalen Stimme. Wenden Sie diese Stimme innerlich sich selbst gegenüber so lange an, bis Sie innerlich Kraft, Energie und Optimismus zum Thema Gewicht und Abnehmen verspüren.

Spüren Sie tagsüber einmal bewußt die Situationen auf, in denen das Einsetzen dieser Stimme wichtig ist. Greifen Sie dann in diesen Situationen bewußt auf sie zurück.

Sicher werden Sie sich zuerst noch öfter beim Einsatz der alten, vorwurfsvollen Stimme »ertappen«. Seien Sie dabei geduldig mit sich. Auch diese Übung unterliegt einem Lernprozeß, der erst nach einer gewissen Zeit zum Ziel führt.

*Wichtige Tips:*

Wenn Sie auf Anhieb keine optimale Stimme für sich finden können, gehen Sie regelrecht auf »Stimmenfang«. Achten Sie bei Freunden, Bekannten, beim Fernsehen und Radiohören bewußt auf menschliche Stimmen, von denen Sie sich besonders gern motivieren lassen würden, die besonders angenehm und energiefördernd auf Sie wirken. Vielleicht ergibt sich hieraus für Sie eine »Vorlage« für Ihre optimale innere Motivationsstimme.

Auch die alte, unsympathische Stimme kann noch einen Zweck erfüllen: Fordern Sie sich selbst mit dieser unfreundlichen, lauten, jammernden oder nörgelnden Stimme auf, die Ihnen früher immer ein schlechtes Gewissen eingejagt hat, möglichst *viel* zu essen. Wenn Sie beim Essen eine Pause machen, schimpft die Stimme: »Los, weiteressen, sonst passiert was!« Sie werden überrascht sein, wie schnell Ihnen die Lust zum Essen dabei vergeht.

# II/6
# *Unsere fünf Sinne*

Für viele Menschen ist ein gutes Essen auch ein Genuß. In unserer Gesellschaft ist es der billigste Luxus, den wir uns leisten können. Wir genießen diesen Luxus, die Sinnesfreude Essen, über unseren Geschmackssinn. Jedoch ist der Geschmackssinn nicht der einzige Sinn, der uns Menschen das Leben und Erleben ermöglicht, sondern wir verfügen noch über vier andere Sinne: Wir können auch sehen, hören, fühlen und riechen.

Wenn man von einem Menschen im täglichen Sprachgebrauch sagt, er habe einen »guten Geschmack«, so bezieht sich das gewöhnlich selten auf das Essen. Nein, man meint meist damit, daß dieser Mensch Sinn für Schönheit und Qualität hat, daß er sich gut anzieht, die Fähigkeit hat, seine Umgebung so kreativ zu gestalten, daß man daraus intensive Sinnesfreuden ziehen kann. Es kann dabei um Kleidung oder Musik, um Kunst und Literatur, um die Wohnungseinrichtung, aber auch um die Auswahl der Freunde gehen. Wir Menschen nehmen stets unsere Umgebung mit all unseren Sinnen wahr. Oft ist uns nur eine der Sinnesebenen bewußt, obwohl stets all unsere Sinne beteiligt sind. Man kann beispielsweise durch den Wald gehen und das Grün der Bäume genießen. Gleichzeitig riecht man auch das frische Laub oder den Fichtennadelduft, vielleicht auch

Blüten, doch während man gerade die Farben beachtet, denkt man oft nicht bewußt an den Geruch.

Weiterhin nehmen wir mit unseren Sinnen nicht nur Äußerliches wahr, sondern wir können sie auch nach innen richten. So kann man innerlich das Meer sehen, die Brandung hören, den weichen Strand spüren, die Seeluft riechen und den salzigen Geschmack des Meeres schmecken – und das alles, während man zu Hause auf dem Sofa sitzt.

Schließlich können wir auch äußere Wahrnehmungen mit inneren Wahrnehmungen assoziieren. Beim Genuß von Lebkuchenherzen tauchen im Inneren Bilder von der Weihnachtszeit auf, bei einem »feurigen« Fleischgericht »hört« man vielleicht südamerikanische Musik. Mit nur etwas Phantasie kann man diese Assoziationen intensivieren. Nehmen wir einmal die Aussage, daß eine Speise einen »reichhaltigen« Geschmack hat: Taucht da nicht auch vor Ihrem geistigen Auge ein bestimmtes Bild zu dem Stichwort »reich« auf? Man könnte vielleicht an eine reich gefüllte Schatzkiste denken – der Deckel ist geöffnet, und drinnen funkeln Gold, Silber und Edelsteine in allen Farben. Oder wir denken an einen »farbenreichen« Blumenstrauß, der herrlich duftet. Auch so kann man satt werden – und zwar durch das »Sich-satt-Sehen« an diesem inneren Phantasiebild.

Daher sollte sich jeder Übergewichtige fragen: Warum will ich mich eigentlich immer nur satt *essen?* Gibt es denn nicht auch irgend etwas – in der Realität oder in der Phantasie –, woran ich mich vielleicht auch satt *sehen, hören, fühlen* oder *riechen* kann? Neue Schuhe, ein neuer Teppich für das Wohnzimmer, eine schöne Massage, ein intensiver »Augenschmaus« und »Riechgenuß« im Botanischen Garten können den Drang, intensiv schmecken zu wollen, wieder vergessen machen. Entdecken Sie also wieder Ihre vier anderen Sinne, mit denen sich der Wunsch nach Genuß auch sehr schön erfüllen läßt.

## *Wahrnehmungsübung 7: Reise durch die Sinne*

1. Denken Sie an etwas Schönes zu essen, irgendeine Speise, mit der Sie besonders gerne »sündigen«.
2. Vergegenwärtigen Sie sich möglichst intensiv den Geschmack dieser Speise. Machen Sie sich bewußt, was daran so besonders gut schmeckt.
3. Fangen Sie jetzt an, mit Ihren anderen Sinnen zu assoziieren: Welches Bild drückt das Besondere dieses Geschmacks symbolisch gut aus (vielleicht der Anblick einer Südsee-Insel, ein rauschendes Fest, weiche, bunte Stoffe)? Gibt es auch Stimmen, Klänge, Geräusche, die gut zu dem Geschmack passen? Vielleicht auch ein bestimmtes Gefühl oder ein genauso ansprechender Geruch?
4. Überlegen Sie, auf welche Art und Weise Sie sich an diesen anderen Sinneswahrnehmungen »sättigen« wollen. Reicht es schon, wenn Sie ausgiebig in Ihren Phantasien schwelgen? Oder haben Sie einen Einfall, wie aus diesen Phantasien Realität werden kann (etwa weniger Geld fürs Essen ausgeben und dafür auf einen Urlaub in der Südsee sparen, sich einen Kinobesuch gönnen oder ein besonderes Parfüm)?

### *Wichtiger Tip:*

Fangen Sie ganz bewußt an, intensiv überall Ihre Sinne wahrzunehmen. Vielleicht entdecken Sie einen bestimmten Wahrnehmungssinn für sich selbst wieder. Vielleicht waren Sie in letzter Zeit »blind« für Farben der Natur oder »taub« für schöne Musik gewesen.

# III
# Die seelischen Ursachen erarbeiten

Häufig gibt es wichtige seelische Gründe für Übergewicht und Zuviel-Essen. Diese Gründe können so vielfältig sein, wie auch die verschiedenen Menschen, die dieses Problem haben, individuell unterschiedlich sind. Ich vertrete nicht die Ansicht, daß ein Übergewichtsproblem immer auf Depressionen und Schuldbewußtsein zurückzuführen ist. In der Einführung beschrieb ich schon, wie sich meiner Meinung nach der Zusammenhang zwischen Depression und Übergewichtsproblem meist darstellt: Die Hilflosigkeit, die entsteht, wenn man der unlösbaren Aufgabe des Diäthaltens – mit all den damit verbundenen Rückschlägen und Enttäuschungen – gegenübersteht, führt nach längerer Zeit zu Resignation und Depression. Übergewichtige sind nicht generell depressiver als Raucher oder Menschen, die zuviel arbeiten. Nur – dicke Menschen fallen leichter auf. Man kann aus Frust essen, aber auch aus Freude, man kann im Streß zuviel essen – aber auch in der ruhigen, gemütlichen Atmosphäre eines Urlaubs. Die wenigsten Übergewichtigen, mit denen ich gearbeitet habe, waren besonders labil, willensschwach oder depressiv. Es gibt ihn durchaus: den gemütlichen, genießenden, frohen Esser. Übergewichtige sind also in ihren Persönlichkeitsmerkmalen genauso individuell unterschiedlich wie andere Menschen auch.

Wie auch immer die seelische Verfassung jedes einzelnen Menschen mit einem Gewichtsproblem beschaffen ist – neben dem Training im Schlanksein, dem wir uns bisher vornehmlich gewidmet haben, spielt die Aufarbeitung seelischer Ursachen eine ebenso wichtige Rolle.

Man muß sich die Seele wie einen peniblen Buchhalter vorstellen, dem es nur darum geht, mit seinen Posten nicht in die roten Zahlen zu kommen.

Anhand dieser Tabelle will ich einmal den »Posten« Übergewicht veranschaulichen:

*Posten: Übergewicht und Zuviel-Essen*

| *Gewinn* | | *Verlust* | |
|---|---|---|---|
| Trost | + 30 | unattraktives Aussehen | – 40 |
| Genuß | + 20 | Schaden für den Körper | – 20 |
| Beruhigung | + 40 | | |
| | + 90 | | – 60 |

Das ergibt einen Gewinn von +30! Also wird dieser Posten, so wie er ist, beibehalten.

Man kann sich selbst also zehnmal vorbeten, daß Übergewicht ungesund ist – das hat die Seele, das Unbewußte, in uns schon lange wahrgenommen! Die Seele stimmt sogar damit überein, daß das ein dicker Minuspunkt ist, hat sich aber dafür entschieden, diesen Nachteil sozusagen in Kauf zu nehmen, in Rechnung zu stellen. Unser Unbewußtes ist klüger, als wir denken.

Ich habe in meiner Arbeit festgestellt, daß es viel effektiver ist, beim Thema Übergewicht mit der Gewinnseite zu arbeiten. Es gilt, die Aufmerksamkeit und Kreativität bei der Überlegung anzusetzen, ob man diesen hohen Gewinn nicht auch durch andere »Posten«, an die man vorher noch gar nicht gedacht hatte, erreichen kann. Wenn man den tröstlichen Effekt des vielen Essens durch andere tröstliche Erfahrungen ersetzt, muß sich die Gewinnseite des Postens Zuviel-Essen reduzieren lassen. Erst dann fängt die Verlustseite an zu überwiegen – und das Unbewußte hilft dann sogar beim Abnehmen mit!

Dieses Beispiel stellt den Grundgedanken zum Thema »Übergewicht und seelische Ursachen« natürlich sehr vereinfacht dar, ist aber eine wichtige Hilfe, damit man den Grundgedanken des Easy-Weight-Ansatzes erfassen kann. Auf den folgenden Seiten beschreibe ich, wie man diesen Grundgedanken auf vielfältige und individuelle Art und Weise in die Tat umsetzen kann.

# III/I
# *Das Persönlichkeitsmodell*

Wie schon erwähnt, gehe ich davon aus, daß Gewichtsprobleme in den meisten Fällen seelischer Ursache sind. Damit meine ich durchaus nicht nur besonders tiefe und komplizierte seelische Konflikte – auch ein Phänomen wie die sogenannte »Willensschwäche« ist natürlich als seelisches Problem zu sehen. Wie kann ich aber nun mit einem »Ding« wie der Seele arbeiten? Die Seele ist nicht stofflicher Natur. Ich kann kein Pflaster aufkleben, kein Ersatzteil einbauen. Die Menschen sind darauf angewiesen, sich von der Seele Gedankenmodelle zu machen, und man kann nie herausfinden, ob diese Modelle auch wirklich der Wahrheit entsprechen. Ein recht bekanntes Modell von der Seele ist zum Beispiel das von Siegmund Freud. Da ist von einem »Es« die Rede oder von einem »Über-Ich«. Aber bis heute hat noch niemand je ein »Über-Ich« gesehen. Es handelt sich hier um eine Idee, um ein Modell – also ein geistiges Hilfsmittel, damit man sich das Phänomen »Seele« und alles, was im Zusammenhang damit geschieht, begreifbar machen kann.

Ich habe bei meiner psychotherapeutischen Arbeit auch ein »Seelenmodell« als gedankliche Basis. Dabei ist es wichtig, daß meine Klienten über diese gedanklichen Grundannahmen informiert sind, damit wir uns eine Zeitlang gemeinsam im Rahmen dieses Modells bewegen können. Ich sage zu diesen Konstruktionen nicht »das ist so« oder gar »das muß man glauben«, sondern nur: »Meiner Erfahrung nach kommt man zu den besten Ergebnissen, wenn man bei der Arbeit mit der Seele, mit der Persönlichkeit, dieses Modell zugrunde legt.«

Mit der Seele und der Seelenkunde hat es eine ähnliche Bewandtnis wie mit der Basis vieler Wissenschaften, etwa der Chemie. Die meisten können sich sicherlich – sei es deutlich oder schwach – an ihren Chemieunterricht in der Schule erinnern. Da war von Elementen wie Wasserstoff oder Sauerstoff die Rede und von kleinen Teilchen, die unterschiedliche Verbindungen miteinander eingehen können: von Atomen und Molekülen. Interessant ist, daß jahrelang mit diesem Modell in der Chemie erfolgreich gearbeitet wurde, ohne daß man diese Teile jemals gesehen hatte. Man nahm nur an, daß es sie geben müsse. Aber man blieb bei diesem Modell, weil es sich für Forschung und Entwicklung eignete und weil die Ergebnisse überzeugend waren.

Das Seelen- oder auch Persönlichkeitsmodell, an das ich mich halte, basiert auf den Darstellungen der Familientherapeutin Virginia Satir. Es besagt, daß man sich die Persönlichkeit eines jeden Menschen so vorstellen kann, als würde sie aus vielen verschiedenen Teilen bestehen. Auch im Volksmund trifft man diese Vorstellung oft an. So heißt es zum Beispiel: »Der steht sich selbst im Wege.« Wenn man sich zu diesem Satz ein Bild macht, ergibt das schon einmal zwei Figuren – also zwei Teile der Persönlichkeit. Klassisch ist der Ausspruch: »Zwei Seelen sind in meiner Brust«, und fast jeder kennt das »Kind im Manne«.

Diese vielfältigen Teile oder auch Aspekte der Persönlichkeit kann man sehr gut in ein Bild übersetzen: Man stelle sich ein Modell- oder Puppenhaus ohne Dach vor, so daß man von oben in die verschiedenen Räume hineinsehen kann. Dann stelle man sich vor, daß in diesen Räumen die einzelnen Teile der Persönlichkeit wohnen. Ich will dies einmal am Beispiel einer 35jährigen Frau darstellen. Im ersten Raum sieht man vielleicht die Person als Ehefrau, im zweiten als Mutter, im dritten als Tochter, im vierten dann als Arbeitnehmerin, als Chefin oder als Hausfrau ... Weiterhin kann man sich die Teile denken, die bestimmte Zustände der Persönlichkeit verkörpern – dann sieht man in verschiedenen anderen Räumen die Traurige, die Fröhliche, die Fleißige, die Faule, die Nervöse, die Entspannte ... Natürlich kommen, wenn man so über eine Persönlichkeit nachdenkt, recht viele Teile zusammen.

Nun gibt es in diesem Haus auch zwei wesentliche Bereiche. Der eine Bereich ist gut ausgeleuchtet, und man kann dort ohne weiteres eintreten und sich informieren, was die Teile, die sich dort aufhalten, so machen und denken. Dann gibt es aber auch den Bereich, der nicht so gut erleuchtet ist, wo viele Türen geschlossen oder gar abgesperrt sind und wo keiner so recht weiß, welche Motive die hier versammelten Teile eigentlich zum Handeln bewegen und wozu sie selbst überhaupt da sind. Diese beiden Bereiche sollen das Bewußtsein und das Unbewußte in uns verdeutlichen.

Daraus ergibt sich eine wesentliche Frage: So viele Leute (Teile) in einem Haus (innerhalb einer Persönlichkeitsstruktur) – wie kommen die eigentlich miteinander aus? Denn diese Teile haben auch ganz unterschiedliche Beziehungen zueinander. Da gibt es welche, die mögen sich gern, können vielleicht auch gut zusammenarbeiten und akzeptieren sich gegenseitig. Auf der anderen Seite gibt es auch Teile, die sich gegenseitig stören, wo sie nur können. Bei einem Übergewichtigen zum Beispiel haben oft der Teil, der gerne möchte, daß die Person schön schlank ist, und der Eß-Teil ein denkbar schlechtes Verhältnis zueinander.

Fast immer sind seelische Probleme von Teilen des Unbewußten gesteuert. Man mag sich noch so oft vornehmen, nicht mehr soviel zu essen, sich über alle Argumente bewußt sein, die gegen Übergewicht sprechen – im gleichen Moment ist plötzlich eine Tüte Gummibärchen im eigenen Bauch verschwunden, und man ist völlig ratlos darüber, wie das passieren konnte.

Oft fordere ich meine Klienten dazu auf, sich einmal mit Hilfe ihrer Phantasie vorzustellen, was wohl geschehen würde, wenn sie den unbewußten Teil ihrer Persönlichkeit treffen würden, der sie immer wieder veranlaßt, zuviel zu essen. Fast alle berichten dann, daß sie diesem »Zuviel-Eß-Teil« nicht gerade besonders freundlich begegnen würden, sondern etwa so: »Kannst du mich denn nicht endlich in Ruhe lassen! Wenn du nicht da wärst, wär' mein Leben viel schöner, hau ab, geh da hin, wo der Pfeffer wächst!«

Nun stellen Sie sich aber bitte vor, es käme einer daher und versuchte Sie mit diesen Worten davonzujagen – wohl kaum würden Sie ohne alles Selbstbewußtsein zustimmen: »Du hast ja recht, dann geh' ich mal lieber.« Man muß davon ausgehen, daß die Teile des Unbewußten sehr viel Selbstvertrauen und auch Stolz haben – und entsprechend reagieren: »Wenn du mir so kommst, dann will ich dir mal zeigen, wer hier das Sagen hat!«

Auf diese Weise kann man es den meisten Leuten veranschaulichen, wie es möglich ist, daß sich ein inneres Problem zuspitzt, obwohl man es doch mit aller Macht bekämpft.

# III/2
# *Der Kontakt zum »Zuviel-Eß-Teil«*

Was ich jetzt als Nächstes beschreiben werde, sind Anleitungen, wie Sie sich auf eine bestimmte Art und Weise mit Ihrem Inneren beschäftigen können. Genau wie bei den Übungen aus Kapitel II finden Sie dabei bitte für sich selbst heraus, in welchem äußeren Rahmen Sie sich selbst begegnen möchten. Es gibt hier viele Möglichkeiten. Sie können diese Anregungen auch mit sich herumtragen und ihnen nachgehen, wann immer es Ihnen beliebt: beim Busfahren oder Spazierengehen, im Haushalt oder während einer Büropause. Sie können im Gespräch die Hilfe von Freunden, Verwandten oder Bekannten in Anspruch nehmen. Sicherlich gelingt es Ihnen besonders gut, sich mit diesen Anleitungen intensiv zu beschäftigen, wenn Sie sich dafür zu einer bestimmten Tageszeit viel Ruhe und Zeit gönnen. Setzen oder legen Sie sich an einem ungestörten Ort hin, wo Sie auch sonst gerne über etwas Wichtiges nachdenken.

Als erstes ist es entscheidend, daß man eine neue Form des Kontaktes zu seinem »inneren Feind« bekommt. Daher will ich den übergewichtigen Leser auf einige Eigenschaften seines »Zuviel-Eß-Teils« aufmerksam machen, über die er in dieser Form vielleicht noch nicht nachgedacht hat.

Haben Sie schon einmal festgestellt, daß Ihr Zuviel-Eß-Teil *mächtiger* ist als Sie?

Die meisten bejahen diese Frage auf Anhieb.

Haben Sie auch schon festgestellt, daß Ihr Zuviel-Eß-Teil in gewisser Weise sehr viel *zuverlässiger* ist als Sie?

Auch diese Frage bejahen die meisten Klienten – zumal, wenn sie schon mißglückte Abnehmversuche hinter sich haben, obwohl sie doch in der Einhaltung des Diätplanes ganz zuverlässig sein wollten.

Und haben Sie auch schon bemerkt, daß Ihr Zuviel-Eß-Teil auch viel *klüger* ist als Sie?

Mit dieser Frage tun sich viele Klienten zunächst eher schwer. Aber überlegen Sie doch einmal, wie oft Sie schon dagesessen und versucht haben, sich kluge Gedanken und Pläne zu machen, wie Sie Ihren Zuviel-Eß-Teil überlisten könnten – und der Teil hatte immer den klügeren Plan, hat Ihre bewußten Absichten einfach durchschaut und durchkreuzt. Er scheint Ihnen strategisch und taktisch schlichtweg überlegen.

Haben Sie zu guter Letzt auch schon einmal darüber nachgedacht, daß es Ihr Zuviel-Eß-Teil im Grunde gut mit Ihnen meint und er eigentlich eine *gute Absicht* für Sie hat?

Diese Frage kann kaum jemand auf Anhieb bejahen – aus naheliegenden Gründen: »Ja – wenn er es so gut mit mir meint, warum macht er dann etwas mit mir, was mir schadet, mich belastet, mich unglücklich macht?« Deshalb werde ich hier auf diesen Punkt ausführlicher eingehen. Wichtig ist hier folgende Überlegung: Man muß die gute Absicht, die der Teil der eigenen Persönlichkeit für einen hat, und die Methode – nämlich hier das übermäßige Essen – voneinander getrennt betrachten.

Es kommt in allen Bereichen des Lebens vor, daß es jemand gut mit einem meint, seine gute Absicht aber mit Mitteln durchsetzen muß, die einem im ersten Moment eher unangenehm sind. Man denke an den Spruch: »Den muß man ja zu seinem Glück zwingen.« Kleine Kinder wollen oft bei kaltem Wetter barfuß oder ohne warme Jacke ins Freie gehen. Da mag die Mutter ein noch so liebevolles Verhältnis zu ihrem Kind haben – in einem solchen Moment wird sie es auch gegen den Willen des Kindes durchsetzen, daß es die entsprechende Kleidung anzieht. Und dabei ist sie nicht etwa so hartnäckig, weil sie das Kind ärgern oder quälen möchte, sondern weil sie davon überzeugt ist, daß sie im Moment besser als das Kind weiß, was langfristig gesehen richtig ist. Das Kind hingegen empfindet nur die Unannehmlichkeit des Augenblicks und ist kein bißchen davon überzeugt, daß die Mutter es eigentlich gut mit ihm oder ihr meint.

Ein anderes Beispiel zu diesem Punkt ist die medizinische Behandlung. Ein Arzt verabreicht seinen Patienten oft Medikamente, die auch unangenehme oder schädliche Nebenwirkungen haben, nicht etwa, weil er das nicht wüßte, sondern weil er der Ansicht ist, daß die positiven Effekte die Nebenwirkungen überwiegen. Man bedenke, daß krebskranke Patienten bei der Chemotherapie als Nebenwirkung meist sogar die Haare verlieren. Es gibt wohl keinen Arzt, der sich darüber freut oder das gut findet. Doch solange es noch kein besseres Mittel gibt, also eines, das für die Heilung genauso effektiv ist und gleichzeitig keine oder nur schwache Nebenwirkungen aufweist, werden die Ärzte weiterhin Chemotherapie durchführen. Vielleicht fallen Ihnen nach diesen Ausführungen selbst Beispiele aus Ihrem Erfahrungsschatz zu diesen Gedanken ein: Die Absicht ist gut, die Methode zur Durchsetzung dagegen unerfreulich, erscheint jedoch notwendig.

Es geht wohlgemerkt zu diesem Zeitpunkt für Sie als Leser noch nicht um die Frage, *was* ihr Zuviel-Eß-Teil Gutes für Sie tun möchte, sondern nur um das Vertrautwerden mit der Idee, *daß* er Ihnen eigentlich gut gesonnen ist. Gerade auch hier gilt der Hinweis vom Beginn dieses Kapitels: Ich sage nicht, daß man unbedingt daran glauben muß, ich sage nur, daß man meiner Erfahrung nach zu den besten Ergebnissen kommt, wenn man sich mit diesen Gedanken anfreundet.

Bei der Arbeit mit meinen Klienten sind wir früher oder später immer zu dem Ergebnis vorgedrungen, daß die unbewußten Teile in uns es gut mit uns meinen, uns beschützen und auf ihre Art und Weise ihr Bestes für uns tun – und daß sie mit großer Energie ihren Platz behaupten.

Ich will noch einmal zusammenfassen, welche Eigenschaften des unbewußten Zuviel-Eß-Teils ich eben beschrieben habe: Da gibt es einen Teil in Ihrer Persönlichkeit, der ist *mächtiger* als Sie, *zuverlässiger* als Sie, *klüger* als Sie, und er hat eine *gute Absicht* für Sie. Ist es da nicht sinnvoller, zu versuchen, sich ihn zum Verbündeten, zum Freund zu machen, als ihn zu bekämpfen und gegen sich zu haben?

Es geht hier also darum, nicht das Kind mit dem Bade auszuschütten. Es nützt doch auch einer Patientin kaum, einen guten Arzt, der sich mit ihrer Krankheit auskennt, nicht mehr zu konsultieren, nur weil die Medikamente, die er verschreibt, schädliche Nebenwirkungen haben. Es wäre sinnvoller, wenn sie sich von dem Arzt zuvor noch einmal ausführlich aufklären und beraten ließe. Auch dem kleinen Kind würde es kaum guttun, keine Mutter mehr zu haben – nur weil sie ihm Sachen anzieht, die es nicht mag. Dann wäre es dieses relativ unbedeutende Problem vielleicht los, hätte sich dafür aber ein wesentlich schlimmeres Problem, einen hohen Verlust eingehandelt: Es stünde jetzt als Waisenkind da.

Besonders interessant ist dabei die Erkenntnis, daß die unbewußten Teile nur auf der *Verwirklichung* ihrer guten Absicht beharren. Was ihre *Methode* angeht, sind sie erfahrungsgemäß kein bißchen dickköpfig oder rechthaberisch. Sie bestehen nur so lange auf ihrer Methode, wie sie noch keinen gleichwertigen Ersatz gefunden haben. Man kann sich das so veranschaulichen: Das Zuviel-Essen ist die Methode dieses Teils unseres Unbewußten, die er am besten beherrscht, die sich am ehesten anbietet und die sich schon lange für seine Zwecke bewährt hat. Vielleicht hat er an andere Möglichkeiten überhaupt noch nicht gedacht oder aber bisher niemanden gefunden, der ihn einmal ausführlich über Alternativen beraten hätte.

Man muß sogar davon ausgehen, daß sich die unbewußten Teile oft darüber im klaren sind (also auf ihre, uns nicht direkt zugängliche Weise mit einkalkulieren), daß die Wege, die sie gehen, nicht optimal sind. Denken Sie hier noch einmal an den Arzt, der Medikamente mit schädlichen Nebenwirkungen verordnet, beispielsweise Schlafmittel. Nun kann es gut sein – und das ist schon oft vorgekommen –, daß ein solcher Arzt eines Tages über Autogenes Training liest oder davon hört und dadurch zu der Überlegung kommt: Hier scheint es eine Möglichkeit zu geben, mit der ich meinen Patienten ebenfalls zu besserem Schlafen und zur Entspannung verhelfen kann, jedoch mit dem Vorteil, daß es dabei keine schädlichen Nebenwirkungen gibt. Warum also nicht einmal diese Alternative in der Behandlung anwenden?

All dies bestätigt die Feststellung, daß es absolut entscheidend ist, mit dem Zuviel-Eß-Teil der eigenen Seele Kontakt aufzunehmen, anstatt ihn zu bekämpfen oder ihm auszuweichen. Verabschieden Sie sich ganz einfach von der Idee, es handele sich dabei um so etwas wie einen »inneren Feind« oder gar »inneren Schweinehund«. Kein Mensch hätte Lust, Ihnen zu helfen, mit Ihnen zu kooperieren, wenn Sie ihn als einen »Schweinehund« bezeichnen. Und genauso verhält es sich auch mit den verschiedenen Teilen unseres Unbewußten. Es ist wichtig, eine innere Haltung einzunehmen, mit der man sie ansprechen kann.

Um einen Weg zu dieser neuen inneren Einstellung zu finden, müssen zunächst zwei Dinge geklärt sein. Zum einen die Überlegung: Wenn es heißt: »Gehen Sie nach innen« – wissen Sie dann, was ich meine? Viele bejahen die Frage spontan, andere kommen besser zurecht mit Begriffen wie »vor sich hin träumen«, »meditieren«, »nachdenken« oder »abschalten«. Je nachdem, welcher Ausdruck Ihnen am meisten zusagt – genau das ist gemeint, wenn von »nach innen gehen« die Rede ist. Zum anderen rufen Sie sich bitte ins Gedächtnis zurück, wie es ist, wenn man innerlich mit sich selbst spricht, sich also im stillen anspricht, sich etwa selbst aufmuntert oder auch zurechtweist. Vielleicht bereiten Sie auch oft ein Gespräch, das Sie in Zukunft mit jemandem anderen führen möchten, innerlich vor. »Wenn er dann das und das sagt, werde ich dieses und jenes antworten.« Diese Art, ein Gespräch innerlich zu vollziehen, nenne ich hier den »inneren Dialog«. Die Fähigkeit zum inneren Dialog ist Voraussetzung dafür, daß wir mit Anteilen der eigenen Psyche, hier mit dem Zuviel-Eß-Teil, ins Gespräch kommen.

Jetzt gehen Sie bitte nach innen. Dann sprechen Sie diesen Teil in Gedanken direkt an: »Du, Zuviel-Eß-Teil von mir, bist du bereit, mir entgegenzukommen und mir bei meinen Problemen zu helfen, wenn ich dich würdige und akzeptiere?« Obwohl es Sie vielleicht erstaunt – wählen Sie bitte auch bei dieser innerlichen Ansprache an Ihren eigenen Persönlichkeitsteil einen freundlichen, höflichen, respektvollen Tonfall, so wie Sie auch sonst jemanden ansprechen würden, der Ihnen wichtig ist und den Sie gerne als Verbündeten gewinnen möchten. Vorerst geht es noch um keinen umfassenden Informationsaustausch, man möchte sich lediglich auf den anderen einstimmen, den Kontakt herstellen, sich ein Bild von ihm machen oder ein Gefühl für ihn bekommen. Natürlich meldet sich unser Unbewußtes nicht wie ein Mensch in der Außenwelt, etwa mit den Worten: »Grüß dich, worum geht es bei deinem Problem? Als dein Zuviel-Eß-Teil habe ich ziemlich viel zu tun. Aber laß mal hören, was du auf dem Herzen hast!«

Um eine »Antwort« zu erhalten, müssen Sie vielmehr auf die innere Wahrnehmung achten: Tauchen bei mir innere Bilder wie Formen, Farben, Filme, Erinnerungen auf? Oder denke ich an etwas Gehörtes wie Stimmen, Klänge, Geräusche? Achten Sie dabei auch auf Ihre Körperempfindungen wie Wärme, Kälte, Druck, Ziehen, Fuß- und Handwackeln, Zucken im Augenlid. Vielleicht bemerken Sie sogar einen Geruch oder Geschmack, der Ihnen plötzlich einfällt. Mit dieser Aufzählung will ich Sie für all das sensibel machen, was man wahrnehmen kann, wenn man nur in sich hineinschaut oder -lauscht, -fühlt oder gar -riecht und -schmeckt.

All diese Wahrnehmungen sind dazu geeignet, Ihnen ein Gefühl des Kontaktes zu Ihrem Inneren, also auch zu Ihrem Zuviel-Eß-Teil zu vermitteln. Bedenken Sie, daß während dieser Zeit von etwa zehn Minuten auch vermeintliche Kleinigkeiten in der Wahrnehmung von Bedeutung sind. Im Gegensatz zum Alltag, wo unsere Aufmerksamkeit auf das Tagewerk gerichtet ist und es eher stören würde, wenn wir uns jede kleine innere Wahrnehmung bewußtmachen würden, ist gerade das in dieser besonderen Situation wichtig. Viele Klienten geben nach solch einer Erfahrung zu bedenken: »Ich habe jetzt zwar so etwas wie ein Gefühl von Kontakt zu meinem Zuviel-Eß-Teil, aber bilde ich mir das nicht nur ein?« Hierzu muß man sagen, daß hinter jeder sogenannten Einbildung eine große und auf ihre Art und Weise auch echte Kraft steckt. Es gibt auch ein anderes Wort für Einbildung, nämlich Phantasie. Gerade bei Übungen in der inneren Wahrnehmung sind Einbildung und Phantasie von größter Wichtigkeit. Also: Bilden Sie sich ein, phantasieren Sie, machen Sie sich ein Bild von Ihrem Innenleben!

Versetzen Sie sich zum Beispiel in die Lage Ihres Zuviel-Eß-Teils. Wie mag ihm wohl zumute sein, wenn Sie ihn jahrelang bekämpft haben und ihm jetzt plötzlich ganz anders begegnen? Freut er sich, daß er endlich einmal beachtet und gewürdigt wird? Oder ist er noch etwas gekränkt oder »zu« und braucht noch mehr Zuspruch von Ihnen? Wie haben Sie Ihren Teil innerlich angesprochen? Fragen Sie sich bitte, ob Tonfall und Formulierung ausreichend freundlich und respektvoll waren, um ihn tatsächlich zur Mithilfe zu motivieren. Bedenken Sie auch, was ich schon einmal angeführt habe: Sie müssen davon ausgehen, daß auch der Zuviel-Eß-Teil unter dem schlechten Verhältnis zu Ihnen leidet. Sicher ist auch er der Meinung, daß seine Methode, das Zuviel-Essen, nicht die optimale Lösung für das Erreichen seiner guten Absicht ist, und sollte sich freuen, daß Sie ihm helfen wollen, andere Lösungen zu finden.

Bitte führen Sie mit Hilfe dieser Anregungen und Gedanken auf Ihre ganz persönliche Weise ein intensives inneres Zwiegespräch mit Ihrem Zuviel-Eß-Teil, bis Sie meinen, daß Sie, wie man so sagt, mit ihm warm geworden sind und auch er – das ist ebenfalls sehr wichtig – sich Ihnen näher fühlt. Beenden Sie das Zwiegespräch, indem Sie sich innerlich bei ihm für diesen ersten Kontakt bedanken. Auch dies gehört zur Würdigung der eigenen Persönlichkeit. Behandeln Sie Ihr Inneres, also Ihre Teile, immer so, wie Sie selbst am liebsten behandelt werden würden: mit Achtung und

Wärme. Fassen Sie sich selbst niemals als selbstverständlich auf! Deshalb gehört auch das Bitten und Danken zum Umgang mit dem eigenen Inneren. Mit dem Bedanken ist dann dieser erste Schritt abgeschlossen.

### *Zusammenfassung: Kontaktaufnahme zum »Zuviel-Eß-Teil«*

1. Machen Sie sich folgende Eigenschaften Ihres Zuviel-Eß-Teils bewußt:
   Da ist ein Teil in meiner Persönlichkeit, der ist *mächtiger* als ich, *zuverlässiger* als ich und *klüger* als ich. Dieser Teil hat eine *gute Absicht* für mich.
   Ist es da nicht sinnvoller, zu versuchen, ihn als meinen Freund, als meinen Verbündeten zu gewinnen, als ihn gegen mich zu haben?
2. Gehen Sie nach innen.
3. Sprechen Sie den Zuviel-Eß-Teil an:
   »Bist du bereit, mir entgegenzukommen, mir bei meinen Problemen zu helfen, wenn ich dich würdige und akzeptiere?«
4. Achten Sie auf innere Bilder, Töne, Körperempfindungen, Geruchs- und Geschmacksempfindungen.
5. Führen Sie ein intensives Begegnungsgespräch mit Ihrem Zuviel-Eß-Teil, indem Sie sich abwechselnd mal in den Teil Ihres Unbewußten und mal in sich selbst, also Ihr normales Bewußtsein, hineinversetzen.
6. Bedanken Sie sich bei ihm für diesen ersten inneren Kontakt.

# III/3
# *Die gute Absicht*

Jetzt möchte ich zu dem nächsten Schritt übergehen. Sie haben innerlich zu dem Zuviel-Eß-Teil einen Kontakt hergestellt. Als nächstes gehen Sie nochmals nach innen und bitten ihn: »Bitte, teile mir auf deine Art und Weise deine guten Absichten mit – in dem Umfang, in dem du es möchtest oder verantworten kannst.« Letzteres ist sehr wichtig. Denn ein unbewußter Teil ist nicht umsonst ein unbewußter Teil. Das Unbewußte schützt sich auch vor dem Bewußtsein und möchte ihm nicht immer bis ins einzelne mitteilen, wozu es da ist und wofür es sorgt. Es ist, als ob es sagen würde: »Ich will lieber vorsichtig und verschwiegen sein. Wer weiß, was der/die dann mit den Informationen anfängt. Vielleicht geht er/sie gar nicht richtig damit um. Und das, wofür ich sorge, ist mir so wichtig und so wertvoll, daß ich es auf gar keinen Fall aufs Spiel setzen möchte.«

Auch für diesen Schritt nehmen Sie sich bitte wieder entsprechend Zeit und Ruhe. Und auch hier gilt: Der Zuviel-Eß-Teil wird Ihnen natürlich keinen fertigen Aufsatz über seine guten Absichten liefern. Achten Sie daher auf Bilder, die auftauchen, auf Gehörtes, an das Sie denken müssen, auf Körpergefühle und auf Erinnerungsfetzen von Geruch und Geschmack.

Zur Anregung eigener Ideen, wie Sie die Erlebnisse für sich deuten können, die Sie dann innerlich wahrnehmen, will ich hier ausführlich beschreiben, was sich verschiedenen meiner Klienten in der vergleichbaren Situation über ihr eigenes Inneres erschloß.

Einigen erschienen ihre Wahrnehmungen eher vertraut, es tauchten Motive für das Zuviel-Essen auf, an die sie schon vorher in diesem Zusammenhang gedacht hatten. Andere wieder entdeckten überraschende Neuigkeiten über sich selbst. Ein Klient von mir arbeitete als Selbständiger sehr zeitintensiv, aber die Arbeit brachte ihm viel Spaß. Er hatte auch eine nette, gutaussehende Freundin. Jeder von den beiden lebte in einer eigenen Wohnung, hatte also einen eigenen persönlichen Bereich. Vom Bewußtsein her war dieser Mann mit dem Leben, das er führte, recht zufrieden. Allerdings kämpfte er seit Jahren mit einigen Kilogramm Übergewicht. Er gehörte zu dem Typ der Übergewichtigen, die oft auf Unverständnis stoßen: »Ich weiß gar nicht, was du hast, du siehst doch ganz normal aus!« Für ihn waren seine fünf Kilogramm zuviel jedoch ein echtes Problem. Bei der Frage nach der guten Absicht während seines inneren Dialogs schickte ihm der Zuviel-Eß-Teil Erinnerungsbilder aus seiner Jugend, und zwar aus der Zeit vor der Pubertät, als sein Verhältnis zum Elternhaus noch ohne Spannung war. Es waren angenehme und schöne Erinnerungen, an die er lange nicht mehr gedacht hatte. Er erinnerte sich an die Zeit, als sein jüngerer Bruder noch Säugling war, an den Geruch von Babypuder, den Anblick der Wickelkomode. Er sah frisch aufgehängte Wäsche vor sich und konnte sie sogar riechen. Im gemeinsamen Gespräch fanden wir dann heraus, was all diesen Erinnerungen gemeinsam war: Er verknüpfte ein schönes Gefühl von Geborgenheit damit. Und dabei fiel ihm auf, daß auch viele der Speisen, an denen er sich oft »versündigte«, Geborgenheit für ihn symbolisierten. So machte er sich gern Vanillepudding – den auch seine Mutter oft für ihn und seine Geschwister gekocht hatte. Ihm wurde dadurch bewußt, daß er in seinem gegenwärtigen Leben nicht besonders viel Geborgenheit empfand.

So kamen wir hier zu einem weiteren wichtigen Schritt: dem *Umtaufen*. In dieser Phase wird dem Zuviel-Eß-Teil ein neuer geeigneter Name gegeben zur Würdigung seiner guten Absicht. So nannte dieser Klient seinen Zuviel-Eß-Teil in *Geborgenheitsteil* um.

In einem anderen Fall hörte eine Klientin, von Beruf Sekretärin, plötzlich innerlich das Wort »Schwäche«. Darüber wunderte sie sich sehr, denn was konnte die Eigenschaft »Schwäche« schon Gutes an sich haben? Hierbei muß man bedenken, daß man menschliche Eigenschaften und Fähigkeiten für sich betrachtet kaum beurteilen kann. Man muß sich immer fragen: Wann ist diese Eigenschaft/Fähigkeit nützlich oder wirksam, in welcher Situation, wem gegenüber und innerhalb welchen Zeitrahmens? Nehmen wir einmal die Eigenschaft »Unpünktlichkeit«. Morgens auf dem Arbeitsplatz dem Chef gegenüber kann sich diese Eigenschaft für den Betreffenden denkbar ungünstig auswirken. Wenn es aber um den Besuch einer Party am Abend geht, ist diese Eigenschaft Unpünktlichkeit ein wirksames Mittel, sich interessant zu machen. Wer hat schon einmal eine Party oder eine Fete erlebt, die um 20 Uhr anfangen sollte und bei der zu diesem Zeitpunkt alle Gäste pünktlich da waren? Wer kennt nicht das unangenehme Gefühl, auf einer Party der erste zu sein?

Genauso kamen nun diese Klientin und ich im Gespräch auf einen interessanten, für sie wichtigen Aspekt zu dem Stichwort »Schwäche«. Sie war im Grunde mit ihrem Chef unzufrieden. Aber andererseits gefiel ihr ihre Arbeit von der Tätigkeit, vom Einkommen und von den Kolleginnen und Kollegen her sehr gut. Sie war schon immer jemand gewesen, der sich von anderen nichts gefallen läßt, also jemand, »der nicht auf den Mund gefallen ist«. Oft hatte ihr diese Eigenschaft genützt, sie war damit aber auch schon manchmal bei anderen Leuten, insbesondere Kollegen oder Chefs, unangenehm angeeckt. Nun gehörte bei ihr aber zum Ausleben dieser Eigenschaft eine Voraussetzung: Selbstvertrauen. Wenn sie sich jedoch zu dick fühlte, schwand ihr Selbstvertrauen, und dadurch wurde sie anderen Menschen gegenüber eher schüchtern und still. Sie war dann einfach nicht in der Verfassung, »dagegenzumotzen«. Wie bereits erwähnt, war es ihr sehr wichtig, ihren Arbeitsplatz zu behalten. Sie fand heraus, daß ihr Zuviel-Eß-Teil sie eigentlich vor Ärger mit dem Chef und somit vor der Kündigung bewahrte. Dafür gab sie ihm dann den Namen *mein innerer Beschützer.*

Haben Sie sich zum Beispiel schon einmal überlegt, daß die schlechte Laune, die Sie bekommen, wenn die Waage Sie mit Ihrem Übergewicht konfrontiert, für etwas gut sein könnte? Eine weitere Klientin von mir verspürte bei der Frage nach der guten Absicht plötzlich eine Art »Kribbeln« im Magen, wie sie es schon kannte aus Situationen, wenn sie schlecht gelaunt war. Sie bezog diese Erkenntnis dann im Gespräch letzten Endes auf die Beziehung zu ihrem Freund. Eigentlich war sie eine sehr liebe, freundliche und hilfsbereite Frau. Das hatte aber leider schon oft dazu geführt, daß sie von ihrem Freund und im Bekanntenkreis nicht recht gewürdigt und auch ausgenutzt wurde. Wenn sie jedoch schlechte Laune hatte, behandelten die anderen sie stets recht vorsichtig, »wie ein rohes Ei«, und gaben sich Mühe, sie nicht zu provozieren. Sie fand heraus, daß dieser Teil ihres Unbewußten für sie aufpaßte, daß sie von anderen einigermaßen würdevoll behandelt wurde, und gab ihm daher den Namen *Respektteil.*

Hier möchte ich zwischendurch noch einmal klären, daß es vorläufig noch nicht um eine Veränderung des Eßverhaltens geht. Zu diesem Schritt kommen wir selbstverständlich noch. Es geht hier im wesentlichen um die Entdeckung der positiven Funktion von Zuviel-Essen und Zuviel-Wiegen. Damit sei jedoch auf keinen Fall gesagt, daß Sie sich darüber freuen sollen, daß Sie zuviel essen und wiegen. Es ist aber wichtig, die positiven Aspekte ausführlich herauszuarbeiten, zu würdigen und zu betrachten, damit sie Ihnen auch bei einer Veränderung Ihres Problems erhalten bleiben und sich Ihr Unbewußtes nicht ständig dagegen wehren muß, daß sie beim Abnehmen »mit abtrainiert« werden.

Wahrscheinlich haben Sie schon in den eben beschriebenen Beispielen die Bestätigung dafür gefunden, daß es den »Übergewichtigen« als einheitlichen Persönlichkeitstyp nicht gibt. Ich möchte noch einmal betonen, daß Übergewichtige in ihrer Persönlichkeitsstruktur genauso individuell unterschiedlich sind wie die Menschen sonst auch. Es geht also darum, daß Sie mit Hilfe dieser Anregungen Ihren ganz eigenen persönlichen Anteil an Ihrem Gewichtsproblem herausarbeiten. Vielleicht ahnen Sie auch selbst schon lange mehr oder weniger bewußt, welchen seelischen Stellenwert das Zuviel-Essen für Sie hat. Es kann auch sein, daß Sie beim Lesen denken: »Ach, die Beispiele aus dem Buch hören sich alle so toll an – ich hingegen esse doch nur aus Langeweile soviel.« Aber auch hier steckt etwas dahinter. Bedenken Sie einmal, daß es in Ihrer Persönlichkeit einen Teil gibt, der nicht zuläßt, daß Sie sich langweilen. Positiv formuliert kann man sagen, daß er Ihnen durch das Essen Gefühle wie Freude und Spaß vermitteln möchte. Einer meiner Klienten taufte vor diesem Hintergrund seinen Eßteil in seinen *Lebensfreudeteil* um.

Damit die Beispiele aus meiner Praxis möglichst viele

Leser persönlich ansprechen, möchte ich damit noch eine Weile fortfahren. Interessant erscheint mir da auch das Erlebnis einer Frau, die lange Zeit Gewichtsprobleme hatte, die sie dann aber mit Easy Weight abbauen konnte. Nach einigen Monaten plötzlich bemerkte sie, daß sie allmählich wieder anfing, mehr zu essen, als ihrer Figur guttat. Sie begab sich zu Hause noch einmal allein auf die hier beschriebene Suchprozedur, und bei der Stelle mit der guten Absicht fielen ihr die Worte »recht haben« ein. Sie mußte dabei an ihre Großmutter denken. Soweit Sie sich zurückerinnern konnte, war ihre Oma nicht nur enorm dick gewesen, sondern hatte auch die Fähigkeit besessen, im Gespräch mit anderen Menschen grundsätzlich recht zu behalten. Sie mochte sachlich noch so sehr im Unrecht sein – sie hatte so eine gewisse Art, ihre Meinung zu vertreten, daß niemand dagegen ankam. Nun befand sich die Frau, der all dies wieder einfiel, beruflich in einer Situation, in der sie als Wissenschaftlerin eine Meinung vertrat, die von nur wenigen Kollegen geteilt wurde. Sie war also in einer Situation, in der es für sie sehr wichtig war, recht zu behalten. Durch die Gedanken an ihre Großmutter begriff sie, daß für sie – bis dahin unbewußt – Dicksein und Rechthaben immer zusammengehört hatten. Sie nannte daher den betreffenden Teil in ihrem Unbewußten ihren *Überzeugungsteil,* da er darauf aufpaßte, daß sie mit ihrer eigenen Meinung anderen Leuten gegenüber überzeugend auftreten konnte.

Viele Betroffene erkennen in dem Teil ihrer Psyche, der sie zuviel essen läßt, auch ihren *Beruhigungsteil.* Sie müssen essen, um abschalten zu können. Und wie recht hat ihr Unbewußtes damit! Bei der Verdauung wird nämlich ein Drittel der gesamten körpereigenen Blutmenge benötigt. Dieses Blut fehlt dann teilweise auch als Sauerstofflieferant im Gehirn – mit dem Ergebnis, daß man schlechter denken kann. Dies ist bei belastenden Gedanken ein erholsamer Effekt. Man soll ja auch vor Prüfungen nicht viel essen, damit das Gehirn mit Blut und somit Sauerstoff versorgt wird und man folglich »seine Gedanken besser beieinander hat«. Man kann die belastenden Gedanken hier mit einem schlechten Radioprogramm vergleichen. Durch das übermäßige Essen entledigt man sich der unangenehmen Geräuschkulisse, man »zieht den Stecker raus«. Man könnte das Problem aber auch auf ganz andere Weise lösen: statt Essen eine andere Methode zur Entspannung finden oder, um bei unserem Vergleich zu bleiben, ein anderes, vielleicht entspannendes Programm »reindrehen« – also umschalten statt abschalten!

Ein weiterer, wichtiger Aspekt bei dem Thema Übergewicht ist, daß es sich hier um ein seelisches Problem handelt, das für andere Leute sofort sichtbar wird. Es wirkt also direkt auf den Kontakt zu anderen Menschen ein. Bei einem Magengeschwür oder Alkoholismus dagegen bemerken die Mitmenschen meist zunächst gar nichts. Ich habe es schon oft erlebt, daß Übergewichtigen ihre scheinbar überflüssigen Pfunde unbewußt als Mauer, als Schutzwall gegen andere Menschen dienten. Wiederholt habe ich mit übergewichtigen Frauen gearbeitet, bei denen man sich vorstellen konnte, daß sie ohne ihr Extragewicht ganz besonders attraktiv und anziehend ausgesehen hätten. Außenstehende und auch die Betroffenen denken in solch einem Fall oft: »Nein, wie schade – wo doch das Gesicht so hübsch ist!« Als Psychotherapeutin habe ich gelernt, andersherum zu denken: »Wie gut, daß sie ihre Pfunde hat, die sie schützen!« Solche Frauen dürfen auf keinen Fall schlank werden, bevor sie andere Schutzmechanismen entwickelt haben, die sie genausogut abschirmen wie ihre Pfunde!

Eine meiner Klientinnen war beispielsweise erst in den letzten zwei Jahren, bevor sie zu mir kam, dick geworden. In der Therapie stellte sich dann heraus, daß sie in ihrer »schlanken Zeit« viele Angebote von Männern bekommen hatte. Die meisten der Männer mochte sie auch, und es fiel ihr schwer, nette gutaussehende, witzige Männer zurückzuweisen. So hatte sie manchmal mehrere Freunde gleichzeitig. Schließlich war sie in drei Beziehungen völlig verstrickt. Und ausgerechnet der Mann, den sie zum Schluß am meisten liebte, verließ sie, weil er die Sache mit den anderen mitbekam. Daraufhin fing sie an, dick zu werden. Und als sie dann dick war, traute sie sich nicht mehr unter die Leute. Sie ging nur noch zur Arbeit und saß abends allein zu Hause. Als sie zu mir kam, stellte sie mir ihr Problem so dar, daß sie es nicht mehr wage, etwas zu unternehmen, weil sie zu dick sei. Wir fanden dann aber gemeinsam heraus, daß ein Teil ihrer Persönlichkeit, den sie später ihren *Schutzengel* nannte, ihr zu dem Übergewicht verholfen hatte, *damit* sie nicht mehr unter die Leute ging. Ihr wurde im nachhinein bewußt, daß sie unter dem damaligen Zustand ihrer verwickelten Liebesbeziehungen doch sehr gelitten hatte und daß sie das als Dauerzustand seelisch nicht mehr hätte verkraften können. Hätte jedoch ihr Unbewußtes, der *Schutzengel,* nicht die Pfunde als natürliches Hemmnis zwischen sie und die Männer geschoben, wäre sie als schlanke, gutaussehende und lebenslustige Frau immer wieder in solche Situationen geraten.

Apropos Lebenslust – es ist gar nicht ungewöhnlich, daß Leute dick sind, um ungestraft fröhlich und ausgelassen sein zu können. Oft sind dies Menschen, die über einen gewissen Charme verfügen, der sie bei allen anderen beliebt macht. Wenn sie aber keine wirkungsvollen Mechanismen haben, die es verhindern, daß sich ihnen jeder x-beliebige quasi auf den Schoß setzen möchte, weil sie einfach so nett und sympathisch sind, denkt sich das Unbewußte einfach einen natürlichen Schutz aus – das Dicksein. Wenn diese Menschen abnehmen, also äußerlich noch anziehender werden, verlieren sie oft ihre sprühende Lebensfreude und werden unsicher – wiederum ein Mechanismus, der verhindern soll, daß ihnen zu viele Menschen zu nahe kommen. Hier kann man also von einem ausgesprochenen *Fröhlichkeitsteil* sprechen, der das Dicksein bewirkt. Für Menschen dieses Naturells ist es wichtig, eine Möglichkeit zu finden, wie sie gleichzeitig nach Herzenslust fröhlich und anziehend sein, aber auch sich abgrenzen können.

Hier muß ich auch den *Geselligkeitsteil* erwähnen. Für viele ist das gemeinsame Essen mit der Familie oder mit Freunden eine willkommene Gelegenheit, den Kontakt mit den anderen zu pflegen. Sie genießen ausgedehnte Mahlzeiten, die mit intensiven Gesprächen verbunden sind und mit dem Gefühl der Gemeinsamkeit bei Tisch. Natürlich sollten auch diese Menschen nicht mit ihrer Gewohnheit brechen, bevor sie einen geeigneten Weg gefunden haben, ausreichend Geselligkeit auf eine andere Art und Weise erleben zu können.

Oft kann auch in einer Ehe oder in einer sonstigen festen Bindung das Übergewicht eines Partners eine durchaus positive Funktion haben. Eine meiner Klientinnen taufte ihren Zuviel-Eß-Teil in den *Ehefriedensteil* um. Auch sie war ursprünglich als schlanke Frau eher lebensfroh, kontaktfreudig und selbstbewußt eingestimmt. Ihren Mann, den sie sehr liebte, hatte sie im Laufe der Ehe als recht eifersüchtig kennengelernt. Er gehörte nicht zu den Männern, die ausfällig werden und ihren Frauen heftige und ungerechte Vorwürfe machen, sondern reagierte eher gekränkt und war tagelang verstimmt, wenn sie auf einer Party einmal harmlos, aber auch ausgelassen feierte und zum Mittelpunkt gehörte. Von Anfang an hatte sie einen größeren Freundeskreis als ihr Mann gehabt. Sie war einfach geselliger als er. Nun ergab es sich, daß der Mann eine neue Stellung annahm, die es mit sich brachte, daß er oft auch abends und nachts tätig sein mußte. Zunächst nahm sich meine Klientin zu diesen Zeiten allerhand mit Freunden vor, um abends nicht allein zu Hause sitzen zu müssen. Dann nahm sie jedoch ziemlich schnell etliche Pfunde zu. Darüber wurde sie deprimiert und wagte sich immer weniger unter Menschen. Schließlich blieb sie traurig und in all ihrer Fülle jeden Abend zu Hause.

Natürlich fand der Mann es dann auch nicht gut, eine dicke Frau zu haben. Er setzte ihr sehr zu, sie möge wieder abnehmen. Er versuchte, sie dabei zu unterstützen. Doch er machte dies auf eine Art und Weise, die bei ihr eher Trotz und Auflehnung als Freude über die Unterstützung hervorriefen. Dabei war der Mann nicht etwa besonders starrsinnig, dickköpfig oder unzugänglich. Die beiden hatten in ihrer Ehe einfach noch nie über das Thema Eifersucht gesprochen. Und als er noch die alte Stellung hatte, konnten die beiden als Paar in ihrer Form des Zusammenlebens mit dieser Eifersucht auch sehr gut umgehen. Doch durch die Veränderung des Lebensstils bekam die Eifersucht plötzlich einen besonderen Stellenwert. Der Frau war im Endergebnis tatsächlich dadurch geholfen, daß die beiden einmal über dieses Thema sprachen – anstatt andauernd darüber, wie sie wohl mit welcher Diät oder mit welcher Kur am meisten abnehmen könne.

Eben erwähnte ich die Begriffe »Trotz« und »Auflehnung«. Auch das können wichtige Motive für dauerhaftes Übergewicht sein. Viele Menschen haben einen ausgeprägten *Würdeteil.* Sie können es nicht ertragen, von anderen Leuten Vorschriften über ihre Lebensweisen gemacht zu bekommen. Unbewußt finden sie es kränkend, wenn andere sie nicht so, wie sie nun einmal sind, akzeptieren und schätzen – und seien sie noch so dick. Sie legen sehr viel Wert darauf, auch als Dicke in ihrer Menschenwürde angenommen zu werden. Sie fühlen sich von Diätvorschriften und Gesundheitsaposteln wie verfolgt. Für sie ist es ganz wichtig, eine Möglichkeit zu finden, bei der die Pfunde schwinden dürfen und der Stolz trotzdem erhalten bleibt. Oft haben diese Menschen gar keinen Bezug mehr dazu, daß man auch sich selbst zu Gefallen abnehmen und schlank sein kann.

Manchmal gibt es übrigens Menschen, die sich, von ihrer Eßsucht abgesehen, in allen Lebensbereichen vorbildlich unter Kontrolle haben. Sie erscheinen zum Beispiel stets pünktlich zur Arbeit, fühlen sich für andere stark verantwortlich, man kann sich in allem auf sie verlassen, sie sind perfekte Hausfrauen oder perfekte Familienväter, in allem korrekt. Einer meiner Klienten sah bei der Frage nach der guten Absicht ein riesengroßes Feld vor sich, das weit in die Ferne reichte und keine Grenzen hatte. Im Gespräch deutete er dann dieses Bild als sein Symbol für Grenzenlosigkeit, für Freiheit. Entsprechend nannte er den dafür zuständigen Teil des Unbewußten seinen *Freiheitsteil.* In keinem anderen Lebensbereich als beim Essen hatte er sich Freiheitserlebnisse gegönnt. Er hatte sich stets zugunsten anderer – Firma, Familie, Freunde – selbst eingeschränkt. Aber es gab doch einen unbewußten Teil in ihm, der darauf aufpaßte, daß er Freiheitserlebnisse hatte – nämlich beim Essen, wo es für ihn einfach keine Grenzen gab.

Vielleicht haben Sie es durch diese Beispiele schon erahnt: Es reicht einfach nicht aus, vom Schlanksein zu träumen und sich auszumalen, wie glücklich und problemlos das Leben dann wäre. Auch schlanke Menschen müssen die Probleme, die das Leben an uns alle stellt, bewältigen.

Oft können sie es noch nicht einmal besser als Dicke. Viele Schlanke fühlen sich durchaus nicht glücklicher oder zufriedener als Menschen mit einem Übergewichtsproblem. Sie haben oft auch ihre Laster: Alkohol, Tabletten, Rauchen und so weiter. Ein Schlanker darf – und muß sogar – ebenfalls die Fähigkeit haben, mal mißmutig oder schlecht gelaunt zu sein. Er kann nicht den lieben langen Tag vor Energie strotzen, sondern muß auch wissen, wie man sich entspannt und ausruht. Er muß sich mit anderen Menschen auseinandersetzen, zu ihnen auf Distanz gehen, sich zurückziehen können. Erst wenn sichergestellt ist, daß Sie all diese Fähigkeiten auch als Schlanker genausogut beherrschen könnten, wie Sie es als Dicker tun, wird Ihr Unbewußtes sein O.K. zum Abnehmen geben.

Man mache sich einmal bewußt, daß es auch in unserem Kulturkreis noch nicht allzu lange her ist, daß Dicksein ein Zeichen für Reichtum, Macht und Ansehen war. Auch in unserer Zeit gab und gibt es populäre Übergewichtige, die Anerkennung finden, ja Respekt gebieten und bei denen die füllige Figur schon zu einem Bestandteil ihres Ansehens geworden ist, zu ihrem Image dazugehört: Man denke an Hitchcock, Ivan Rebroff oder Churchill. Eine schlanke Barbara Valentin, eine dünne Eva Mattes – einfach unvorstellbar!

Auch ist Dicksein heute oft noch ein Symbol für Tugenden wie Menschenfreundlichkeit, Bedächtigkeit oder Mütterlichkeit. Gerade die Assoziation von leiblicher Fülle mit Mütterlichkeit ist meiner Meinung nach ein begünstigender Faktor des Phänomens, daß Frauen nach einer Totaloperation von Gebärmutter und Eierstöcken, den Organen also, die körperlich zum Muttersein befähigen, häufig sehr zunehmen. Ihr *Mütterlichkeitsteil* sorgt dann dafür, daß sie sich auch auf andere Art und Weise körperlich mütterlich fühlen können.

Ich denke, daß ich nunmehr die wesentlichen mir bekannt gewordenen Bereiche von guten Absichten unseres Unbewußten, die uns zuviel essen lassen und dick machen, geschildert habe. Jedoch bin ich mir sicher, daß ich nicht sämtliche Möglichkeiten erfaßt habe. Und das kann ich bei einem so individuellen Wesen wie dem Menschen auch gar nicht leisten. Aber ich gehe davon aus, daß auch jemand, der in meinen Beispielen nicht seine eigenen seelischen Motive wiederentdeckt hat, zumindest auf Ideen gekommen ist, wie er bei sich danach suchen kann.

Was den neuen Namen des Zuviel-Eß-Teils angeht, möchte ich noch einmal daran erinnern, daß es wirklich gilt, die positive, die gute Absicht zu signalisieren. Es ist also verfehlt, den Teil beispielsweise den »Schlechte-Laune-Teil« zu nennen. Das sagt noch nichts darüber aus, wozu die schlechte Laune gut sein kann. Gehen Sie bitte einen Schritt weiter zu der Frage: »Wann ist das gut, wem gegenüber und in welcher Situation?« Dann könnten sie etwa zu der Einsicht kommen, daß hinter dem Teil Ihrer Psyche, der für schlechte Laune sorgt, so etwas wie ein »innerer Beschützer« verborgen ist.

Wenn Sie nun – anhand der hier vorgestellten Vorgehensweise oder auch durch eine andere Form des In-sich-Gehens – herausgefunden haben, welche gute Absicht Ihr Eß-Teil eigentlich für sie hat, verweilen Sie bitte innerlich eine Weile an diesem Punkt. Es ist jetzt wichtig, daß Sie Ihren Teil wegen seiner guten Absicht in einem inneren Zwiegespräch einmal ausführlich würdigen. Bedanken Sie sich bei ihm, daß er mit soviel Energie für wichtige seelische Funktionen bei Ihnen sorgt: daß er sie beschützt, Ihnen Lebensfreude vermitteln möchte, dafür sorgt, daß Sie von anderen respektiert werden – oder was immer Sie über sich herausgefunden haben. Damit schaffen Sie wesentliche Voraussetzungen dafür, daß Ihr Eß-Teil mit Ihnen kooperieren und Ihnen dabei helfen möchte, die Sache mit dem Zuviel-Essen und Zuviel-Wiegen zu ändern. Sie selbst würden sicher auch am liebsten jemandem helfen und sich auf ihn einlassen, wenn er sie in Ihren wesentlichen Eigenschaften und Belangen akzeptiert und würdigt.

## *Zusammenfassung: Die gute Absicht*

1. Gehen Sie nach innen.
2. Machen Sie die innerliche Ansprache: »Bitte, teile mir auf deine Art und Weise deine gute Absicht mit – in dem Umfang, in dem du es möchtest und verantworten kannst.«
3. Achten Sie wieder auf innere Bilder, Töne, Körperempfindungen, auf Geruch und Geschmack.
4. Nehmen Sie sich Zeit, über die inneren Wahrnehmungen nachzudenken. Vielleicht ergeben sich neue Gedanken, vielleicht stoßen Sie erneut auf Ideen, die Sie auch schon vorher einmal über sich selbst hatten.
5. Je nachdem, was Sie über Ihren Zuviel-Eß-Teil herausgefunden haben, geben Sie ihm einen neuen Namen, der seine gute Absicht für Sie würdigt: Beschützer, Würdeteil, Lebensfreudeteil, Schutzengel, Mütterlichkeitsteil, Freiheitsteil – oder was Ihnen als Name am passendsten erscheint.
6. Bedanken Sie sich innerlich bei Ihrem Teil für seine gute Absicht, würdigen Sie ihn in einem innerlichen Zwiegespräch.

# III/4
# *Veränderung durch die eigene Kreativität*

In diesem Kapitel soll es nun um die Veränderung des Eßproblems selbst gehen. Sie haben die gute Absicht des Teils identifiziert, der für die Verhaltensweise Zuviel-Essen verantwortlich ist. Sie haben ihn – vielleicht das erste Mal in Ihrem Leben – gewürdigt und seine gute Absicht anerkannt. Und Sie haben sich bewußtgemacht, daß dieser Teil in Ihrem Seelenhaushalt eine wichtige, positive Funktion hat und daß diese Funktion unbedingt – bei aller Veränderung – erhalten bleiben muß. Somit ist also sichergestellt, daß Ihr betreffender Teil bei einer Veränderung seiner Methode – hier das Essen – kooperativ mitarbeiten kann. Soweit möchte ich die Sache erst einmal stehen lassen.

Denn zunächst soll hier ein weiterer wichtiger Teil Ihrer Persönlichkeit angesprochen werden: Ihr kreativer Teil. Ist Ihnen Ihr kreativer Teil bekannt? Viele Klienten bejahen diese Frage. Sie kennen ihren kreativen Teil vom Malen oder Stricken, von der Verschönerung ihrer Wohnung, vom Kochen oder von anderen Beschäftigungen her. Es gibt aber auch viele Menschen, die ihren eigenen kreativen Teil bewußt kaum wahrnehmen. Hierzu muß ich noch erwähnen, daß es wohl keinen Menschen gibt, der nicht kreativ ist. Die eigene Kreativität ist den verschiedenen Menschen nur unterschiedlich gut bekannt und vertraut.

Viele Leute fassen diesen Begriff zu eng – beim Stichwort »Kreativität« denken sie an große Künstler, Schriftsteller oder Rockstars. Dabei muß der Begriff eher sehr weit gefaßt werden: Kreativität beschreibt die Fähigkeit, in bestimmten Situationen, in bestimmten Momenten, zu bestimmten Fragestellungen plötzlich genau die richtige Idee zu haben. Weiterhin beschränkt sich Kreativität nicht nur auf Ideen und Phantasien. Sie bezieht auch das Praktische mit ein. Ich kann mir noch so sehr wünschen, einen tollen Pullover zu stricken – wenn er dann nicht sitzt, die Farben nicht stimmen, bleibt meine Phantasie ohne befriedigende Wirkung. Ich habe mit jedem Klienten einen Bereich gefunden, wo gerade sein kreativer Teil am wirksamsten auftritt. Denken wir einmal an ein junges Mädchen mit einer großen Sammlung Platten oder Musikkassetten. Woher weiß sie bei ihrer Auswahl, welche Musik gerade zu welcher Tageszeit, zu welchen Leuten, zu welcher Stimmung gehört? Das weiß sie nur dank des kreativen Teils ihrer Persönlichkeit.

Hausfrauen sagen oft zu mir: »Also, kreativ bin ich leider nicht – da habe ich gar keine Zeit zu.« Aber überlegen Sie einmal, wie kreativ eine Hausfrau sein muß, die etwa zwei kleine Kinder, einen berufstätigen Ehemann und dazu vielleicht noch Geldsorgen hat! Wo nimmt sie wohl die Ideen her, um zu bewirken, daß die Kinder sich möglichst gut verstehen und nicht ständig streiten? Wie macht sie es, daß jeden Tag wieder ein leckeres Essen auf dem Tisch steht? Natürlich auch mit Hilfe ihres kreativen Teils. Kein Wunder, daß ihr kreativer Teil für andere Dinge keine Energie mehr hat. Er ist bereits schon voll und ganz im Einsatz.

Man muß auch in so vielen Berufen kreativ sein, die gar nicht als kreative Berufe anerkannt sind. Man denke an einen oft als »trocken« eingestuften, den des Ingenieurs. Stellen wir uns vor, ein Ingenieur wird in irgendein Tal geschickt mit der Anweisung: »Hier muß eine Autobahnbrücke errichtet werden.« Jetzt muß er erst einmal kreativ sein. Er muß sich in seiner Phantasie vorstellen, von wo nach wo die Brücke verlaufen soll, wie die Konstruktion werden soll, damit sie verkehrstechnisch sicher ist und die Landschaft nicht zu sehr verschandelt. Schließlich muß er dies alles so berechnen, daß die Statik stimmt, Lastwagen sicher hinüberfahren können – also, wahrlich ein kreativer Beruf. Man denke auch an die vielen Menschen, die all ihre Kreativität brauchen, um mit ihrem Chef oder mit Vorgesetzten gut auszukommen.

Überlegen Sie sich bitte mit Hilfe dieser Anregungen, in welchem Bereich Ihr kreativer Teil am intensivsten arbeitet. Es ist ganz sicher, daß es auch bei Ihnen Bereiche und Situationen gibt, wo Sie Ihre kreativen Stärken haben. Sie müssen nur darauf kommen! An diesem Punkt haben Sie dann einen direkten Kontakt zu dem kreativen Anteil Ihres Seelenlebens. In unserem Denkmodell ist der kreative Teil als eine Art Ideenberater für all die anderen Teile anzusehen. Wenn Sie für die Erfüllung Ihrer Aufgaben neue Gedanken oder Inspirationen benötigen, wenden Sie sich an den kreativen Teil. Er ist für alle da. Viele Leute machen sich an dieser Stelle gern eine persönliche Vorstellung von diesem Teil. Sie sehen ihn in der Figur eines Professors im Ruhestand, eines Managers, einer guten Fee, eines Genies, eines gütigen Mönches oder einer weisen Kräuterfrau. Wie stellen Sie sich Ihren kreativen Teil vor? Vielleicht fällt Ihnen Ihre ganz eigene Symbolfigur für Ihre Kreativität ein.

Nachdem Ihnen Ihr kreativer Teil bewußt geworden ist, gehen Sie bitte wieder nach innen und sprechen Sie ihn in Gedanken in diesem Sinne an: »Kreativer Teil, wir brauchen hier dringend deine Hilfe und deine Fähigkeiten. Ich möchte dich um deine Mitarbeit hier bei meinem Problem bitten.« Es gehört wirklich zu den leichteren Übungen, einen kreativen Teil für die Mitarbeit an seelischen und anderen Problemen zu gewinnen – er freut sich eigentlich immer, wenn er gebraucht und direkt angesprochen wird. Wenn Sie also das Gefühl haben, daß Ihr kreativer Teil gerne mitarbeiten möchte – und das ist in meiner Praxis bisher immer der Fall gewesen –, bedanken Sie sich innerlich bei ihm für seine Kooperationsbereitschaft. Wenn Sie das getan haben, können Sie zum nächsten Schritt übergehen.

Jetzt geht es um folgendes: Der kreative Teil und Ihr nun umbenannter ehemaliger Zuviel-Eß-Teil (im folgenden X-Teil genannt) sollen sich begegnen und miteinander ein Gespräch führen. Der X-Teil wird in etwa so beginnen: »Du, kreativer Teil, ich bin der X-Teil von Y (damit sind Sie gemeint), und ich sorge immer dafür, daß bei Y das und das sichergestellt ist. Bisher habe ich das immer sehr schön über das Zuviel-Essen und das Dicksein erreicht. Aber irgendwie bin ich mit dieser Methode doch nicht mehr so besonders glücklich. Denn Y findet meine Methode bewußt gar nicht gut und ist über die ›Nebenwirkungen‹ sogar recht verzweifelt. Darum möchte ich dich um folgendes bitten: Du hast doch immer so viele gute Ideen. Berate mich doch bitte einmal ausführlich über andere Methoden, die ich benutzen kann, um meine gute Absicht zu verwirklichen. Sie sollen genauso effektiv und genauso unmittelbar verfügbar sein wie das Zuviel-Essen und natürlich für Y auch keine negativen Konsequenzen haben.«

Nun führen die beiden über dieses Thema ein intensives Gespräch, das zunächst nur den Charakter eines informativen Beratungsgespräches ohne Kaufzwang hat. Der X-Teil soll sich dann aus der Ideenfülle des kreativen Teils drei neue Methoden oder Wege aussuchen, von denen er meint, daß sie die Methode Zuviel-Essen optimal ersetzen können. Wichtig ist hierbei die Zahl Drei. Bei nur einem neuen Weg wäre der X-Teil wieder zu sehr festgelegt. Auch bei zwei Wegen hätte der Teil immer noch die Qual der Wahl. Erst ab der Zahl Drei beginnt eine wahre Auswahl für das Verhalten.

Denken Sie sich einen geeigneten Ort aus, an dem Ihrer Meinung nach solch ein Gespräch besonders gut stattfinden könnte: Vielleicht kennen Sie ein geeignetes, ruhiges Café, eine schöne Wiese oder ein ruhiges Zimmer. Lassen Sie das Gespräch in Ihrer Vorstellung an diesem Ort Ihrer Wahl stattfinden. Wenn Sie beim Schritt zuvor für sich herausgefunden haben, daß mehrere Teile für Ihr Dicksein zuständig sind, sollten natürlich alle Verantwortlichen an diesem Gespräch teilnehmen. Lassen Sie sich davon überraschen, wie lange dieses Gespräch dauert. Vielleicht findet sich ganz schnell eine neue Lösung, vielleicht dauert es auch mehrere Tage, und die Teilnehmer müssen sich öfter zusammensetzen. Es kann auch sein, daß die Teilnehmer Sie beim Gespräch gar nicht dabeihaben wollen. Dann können Sie während des Gesprächs einen Spaziergang machen oder an ganz andere Sachen denken, und nur das Ergebnis wird Ihnen mitgeteilt. Verlassen Sie sich auf Ihre Phantasie und Ihre Intuition. Auf jeden Fall werden Sie es – wie auch immer – wahrnehmen können, wenn das Gespräch beendet ist. Irgendwann weiß man: »Ich glaube, die sind jetzt fertig.«

Es ist erstaunlich, was bei dieser seelischen Aktivität alles passieren kann. Man kann auf ganz neue Wege kommen, an die man noch nie gedacht hat, oder auch altvertraute Möglichkeiten in einem anderen Licht sehen. Einer meiner Klienten hatte schon oft daran gedacht, einmal mit dem

Joggen anzufangen. Sein Motiv waren gesundheitliche Gründe. Aber irgendwie »zogen« diese Gründe nicht besonders, und es blieb immer nur beim Plan. Bei diesem Mann nun steckte hinter dem Zuviel-Essen ein ausgeprägter *Freiheitsteil*. Und plötzlich betrachtete er das Joggen ebenfalls unter dem Aspekt von Freiheit. Man kann einfach so vor sich hinlaufen, muß sich mit niemandem unterhalten, kann seine Wege selbst wählen – und was ihm noch so alles dazu einfiel. Der *Freiheitsteil* »plädierte« nun ebenfalls fürs Joggen, und der Mann konnte diesen Sport plötzlich mühelos und mit Freude betreiben.

Oft tauchen auch alte und längst vergessene Möglichkeiten aus der Versenkung auf. Eine fünfzigjährige Frau erinnerte sich plötzlich daran, wie gerne sie im Alter von achtzehn Jahren Blockflöte gespielt hatte. Ihr *Lebensfreudeteil* akzeptierte es als Ersatz für ihre Freßanfälle, daß sie sich wieder eine Flöte und Noten kaufte. In vielen Fällen bieten sich neue Wege auch allein schon beim Erkennen der guten Absicht an. So reicht es oft schon aus, wenn man seinen X-Teil als *Beschützer* oder *Respektteil* identifiziert hat, damit einem bewußt wird, daß man ja auch nicht als Schlanker den ganzen Tag gute Laune zeigen und wie ein Honigkuchenpferd grinsen muß – nur weil es Spaß macht, eine gute Figur zu haben. Es ist eben wichtig, auch im richtigen Moment den richtigen Leuten gegenüber reserviert, unnahbar oder gar etwas verstimmt erscheinen zu können. Ebenso verhält es sich, wenn ein *Gemütlichkeitsteil* oder ein *Ruheteil* hinter dem Dicksein steckt. Hier liefe dann der neue Weg über die Erkenntnis: Auch ein Schlanker hüpft nicht den ganzen Tag dynamisch durch die Gegend und macht alles auf einmal, sondern muß sich ausruhen, faulenzen, tagträumen können. Auch bei vielen anderen Teilen, wie bei dem *Mütterlichkeitsteil* oder gar dem *Gutmütigkeitsteil*, gilt es, das persönlich angenommene Image vom Schlanksein kritisch zu überdenken: »Sind diese Teile im Schlanksein-Image auch ausreichend berücksichtigt?«

Besonderer Beachtung bedürfen die *Verwöhn-* oder *Genußteile.* Hier haben oft die neuen Wege ihren Preis – und damit meine ich wirklich den finanziellen Preis. Hier gilt es, sich auch in anderen Bereichen anstelle des Essens etwas zu gönnen. Das können Kleidung, Kosmetika, Schaumbäder, Massagen, Reisen, Schmuck, Einrichtungsgegenstände sein. Überlegen Sie einmal: Haben Sie nicht schon oft gedacht, daß Dinge wie ein neuer Fernseher oder ein neues Auto wichtiger sind als Ihre »unvernünftigen« Wunschträume von so »überflüssigen« Dingen wie ein neues Paar Ohrringe oder ein Besuch im Spielcasino? Wenn Sie bisher immer so gedacht haben, versichere ich Ihnen, daß aus Ihnen niemals ein Verschwender wird, nur weil Sie sich ab und zu einmal völlig überflüssige und unvernünftige Dinge gönnen, die einfach nur schön zu erleben sind und sonst keinen bleibenden materiellen Wert haben. Werden Sie sensibel für psychisch wirksame Werte, ernähren Sie anstatt Ihres Körpers einmal Ihre Seele!

Eine meiner Patientinnen fand als neuen Weg heraus, nicht tagtäglich, sondern nur einmal im Monat den Eßgenuß zu suchen – dann aber richtig. Sie spart jetzt monatlich Geld, um einmal mit ihrem Mann ganz großartig essen zu gehen; ihr Genußteil hat dies als neuen Weg voll angenommen, und der Erfolg ist, daß sie kaum mehr unter Eßphantasien leidet. Eine ähnliche Idee hatte eine andere Patientin: Sie gründete zusammen mit drei Freundinnen eine Art privaten Gourmet-Club. Auch etwa einmal im Monat richtet abwechselnd eine aus der Gruppe den anderen ein ganz besonderes, exquisites Essen »mit allen Schikanen« wie Vorspeise, Zwischen- und Hauptgang, Nachtisch, passenden Getränken aus. Entsprechend ist dann auch die Tischdekoration und eine passende Musik.

Ganz anders wiederum müssen die neuen Wege sein, wenn hinter dem Zuviel-Essen ein *Ehefriedensteil*, also eine Funktion, die nicht nur den Betroffenen allein angeht, steckt. Da nützt es überhaupt nichts, wenn man sich, wie oben beschrieben, ab und zu etwas Schönes gönnt. Das alles kann nicht über die Unzufriedenheit mit dem Ehepartner hinwegtäuschen. Hier sollte man als neuen Weg Gespräche mit dem Partner über die festgefahrene Situation führen, über den heimlichen Wunsch, ein anderes Leben führen zu wollen. Wenn ein Gespräch mit dem Partner nicht möglich erscheint oder wenn Sie vor einem solchen Gespräch erst einmal Klarheit über Ihre Gefühle ihm/ihr gegenüber gewinnen möchten, suchen Sie das Gespräch innerhalb einer Gruppe, bei einem Gesprächstherapeuten oder einer entsprechenden Beratungsstelle. Oft akzeptieren es die maßgeblichen Teile Ihres Unbewußten schon, wenn man bei einer solchen Problematik aktiv wird, auch wenn die Lösung selbst noch in weiter Ferne zu liegen scheint.

All diese möglichen neuen Wege sind nur ein kleiner Ausschnitt dessen, was bei der inneren Konferenz zwischen dem X-Teil und dem kreativen Teil herauskommen kann. Wichtig ist, daß der X-Teil grundsätzlich einmal damit beginnt, sich nach anderen Möglichkeiten umzusehen, umzuhören, sie sich zu erfühlen. Und das beginnt schon damit, daß er sich mit dem kreativen Teil zusammensetzt. Allein das kann sogar schon ausreichen, damit er von dem alten Weg – dem Zuviel-Essen – abläßt, zumal er ihn wegen Ihrer Klagen schon vorher nicht optimal fand. Aber mit alten Wegen und alten Zuständen ist es oft wie mit einem warmen Bett: Man möchte sich einfach nicht davon lösen, obwohl alles dagegenspricht, zu verharren. Der Wecker hat schon geklingelt, und man würde tausend schöne Dinge versäumen und tausend Unannehmlichkeiten bekommen, wenn man nicht aufsteht – aber man möchte einfach nicht. Mit dem Bewußtwerden möglicher neuer Wege findet der X-Teil dann – sinnbildlich gesprochen – etwas, wofür es sich lohnt, aufzustehen. Sie wissen ja selbst: Sobald man später mit den Anliegen des Tages beschäftigt ist, hat man die Situation im Bett schon längst vergessen. Genauso vergißt man es später als wirklich schlanker Mensch mit neuen Wegen gewöhnlich bald, daß man einmal Eßprobleme hatte.

Sicher haben Sie beim Lesen festgestellt, daß die neuen Wege bei unterschiedlicher Problematik auch von ganz unterschiedlicher Tragweite sein können. Bei dem einen kann es ausreichen, sich wieder einem interessanten Hobby zu widmen, der andere muß seine Ehe oder seine berufliche Tätigkeit kritisch überdenken. Viele Menschen sind später sogar froh, daß ihr Dicksein sie dazu gebracht hat, in ihrem Leben neue Aspekte zu entdecken und ihnen nachzugehen.

Lassen Sie die von mir beschriebenen Beispiele einfach auf sich wirken, um eine Vorstellung davon zu bekommen, welche Themen zwischen Ihrem X-Teil und dem kreativen Teil besprochen werden und wie die Auswahl der neuen Wege zustande kommen kann.

Insgesamt ist es sehr wichtig, genau diesen Weg zu gehen und sich nicht blindlings etwas auszudenken, was das Zuviel-Essen ersetzen könnte. Wenn Ihre Eßsucht etwa von Ihrem *Geselligkeitsteil* gelenkt wird, brauchen Sie natürlich einen neuen Weg, um einen befriedigenden Kontakt mit anderen Menschen zu pflegen, und in diesem Fall wäre das Malen keine gute Alternative, weil diese Tätigkeit nichts mit Geselligkeit zu tun hat. Es ist also unerläßlich, erst einmal zu ergründen, welche positive Funktion das Essen eigentlich für Sie hat, um wirklich effektive neue Wege anstelle des Essens zu entwickeln. Man muß den verantwortlichen Teil ausfindig machen und einen guten Kontakt zu ihm aufbauen, denn er ist es letztlich, der die Entscheidung für andere neue Wege treffen und sie auch verwirklichen kann.

Wenn nun dieser wichtige Teil Ihres Unbewußten neue Wege gefunden hat, die im Sinne seiner guten Absicht genauso wirksam sein könnten wie das Dicksein und Zuviel-Essen, muß er die Gelegenheit bekommen, diese neuen Wege erst einmal auszuprobieren. Gehen Sie nach innen und vereinbaren Sie mit dem Teil oder den relevanten Teilen eine Probezeit. Hierbei können sich ganz unterschiedliche Zeitspannen ergeben. Von einer Woche bis zu einem Dreivierteljahr habe ich da schon alles erlebt. Die Probezeit soll dem Teil dazu dienen, sich mit den neuen Wegen vertraut zu machen, sie zu erlernen und zu überprüfen. Dabei darf auch ruhig ab und zu noch etwas schiefgehen. Bitten Sie den Teil, die neuen Wege während der Probezeit auch in eigener Verantwortung und automatisch zu sondieren und zu testen – genauso, wie er auch vorher Ihren Hang zur Schlemmerei automatisch und in eigener Verantwortung gesteuert hat.

Wenn Sie an diesem Punkt angelangt sind, gehen Sie noch einmal nach innen, und bedanken Sie sich bei Ihrem X-Teil für die gute Zusammenarbeit und bei dem kreativen Teil für seine Beratertätigkeit. Verabschieden Sie sich dann zunächst von diesen Teilen Ihrer Persönlichkeit.

## *Zusammenfassung: Veränderung durch die eigene Kreativität*

1. Gehen Sie nach innen.
2. Finden Sie für sich heraus, in welchen Situationen Ihr

kreativer Teil besonders aktiv ist: in Ihrem Beruf, beim Umgang mit Menschen, bei Ihrem Hobby oder beim Wohnungseinrichten, Musikhören, wenn Sie Kleider kaufen oder wie Sie Geld sparen oder was immer es sein mag.

3. In dem Moment, wo Sie das für sich herausgefunden haben, stehen Sie auch in einem guten Kontakt mit Ihrem kreativen Teil. Sprechen Sie ihn innerlich direkt an, sagen Sie ihm, daß Sie seine Fähigkeiten bei einem speziellen Problem dringend benötigen und bitten Sie ihn um Mithilfe.
4. Machen Sie sich eine konkrete Vorstellung von Ihrem kreativen Teil in seiner Beratungstätigkeit: Sehen Sie ihn als weise alte Frau, als Erfinder, als eine kluge Fee, als einen Professor oder Guru, je nachdem, was Ihnen spontan zusagt.
5. Denken Sie sich einen geeigneten Ort aus, an dem in Ihrer Phantasie das Beratungsgespräch stattfinden kann.
6. Lassen Sie das Gespräch beginnen, indem der X-Teil dem kreativen Teil zunächst genau erklärt, wozu er bei Ihnen da ist und welche gute Absicht hinter dem Zuviel-Essen steckt. Aus diesem Anfang heraus lassen Sie das Gespräch sich frei entwickeln. Lassen Sie sich davon überraschen, wie lange der X-Teil braucht, um sich drei neue Wege zu suchen – ob es einige Minuten oder sogar ein paar Tage sind. Auf jeden Fall nehmen Sie intuitiv wahr, wann das Gespräch zu Ende ist.
7. Verabreden Sie mit dem X-Teil eine angemessene Probezeit, damit er die neuen Wege ausprobieren und einüben kann. Bitten Sie ihn darum, die neuen Methoden während der Probezeit auch schon in eigener Verantwortung zu verwirklichen – genauso, wie er das Zuviel-Essen zuvor in Eigenregie, also im Bereich Ihres Unbewußten, gesteuert hat.

8. Jetzt, wo der X-Teil Ihr Verbündeter ist und neue Wege seine gute Absicht sichern, bitten Sie ihn darum, Sie beim Abnehmen zu unterstützen.
9. Bedanken Sie sich beim X-Teil und beim kreativen Teil für die gute Zusammenarbeit.

# III/5
# *Die neuen Wege und das seelische Gleichgewicht*

Wenn Sie das Programm bis hierhin durchlaufen haben, müssen Sie noch ein wichtiges Abschlußritual durchführen. Bedenken Sie einmal, daß der X-Teil, der sich eben entschlossen hat, statt des Essens einmal neue Wege zur Erreichung seiner positiven Absicht auszuprobieren, bei weitem nicht der einzige Teil Ihrer Persönlichkeit ist. Er und die vielen anderen »Bewohner Ihres Seelenhauses« haben sich im Laufe der Jahre in ihrer Arbeit ganz fein auf die Eigenschaften all der anderen Mitbewohner abgestimmt, und somit sind alle Teile durch ein System miteinander verbunden. Wir bezeichnen dies auch als »Seelenökologie«. Denn auch in der Ökologie im gebräuchlichen Sinne, im Haushalt unserer natürlichen Umwelt, sind ursprünglich viele einzelne Teile bestens aufeinander abgestimmt. Im Wald vermodert das alte Laub von Bäumen und Sträuchern und wird zum Dünger für weiteren Pflanzenwuchs. Im vermoderten Laub und in der daraus entstehenden Erde leben eine Reihe von Insekten, die wiederum Nahrung für eine Reihe von Vögeln darstellen, welche ihre Nester in den Bäumen und Sträuchern bauen. Dies ist nur ein vereinfachtes Beispiel für den Kreislauf der Kräfte, ihr Ineinanderwirken in der Natur, für einen ökologischen Prozeß.

Und genau wie in der Natur hat es auch in der Seele

entsprechende Auswirkungen, wenn plötzlich in einem Teil des Systems etwas anders als gewohnt abläuft. Die anderen Teile müssen sich auf die neue Situation entsprechend einstellen. Den meisten gelingt das gewiß mühelos, aber bestimmt bleiben auch Teile übrig, die in der neuen Situation eher hilflos sind und sich bedroht fühlen. Solch ein Teil Ihrer Psyche könnte vielleicht protestieren: »O nein, was haben die da oben sich denn Neues ausgedacht! Und ich habe mich doch darauf verlassen, daß Y immer so schön dick ist! Ich mache doch auch etwas Wichtiges für Y! Was wird denn nun aus meinen guten Absichten?« Einen solchen Teil, der bei einer Veränderung seine Bedenken hat, nennen wir einen *Einwandteil.* Beispielsweise hatte eine meiner Patientinnen ihrem X-Teil den Namen »Beschützer« gegeben. Dieser neue Name bezog sich auf den Kontakt mit anderen Menschen. Als nun dieser *Beschützerteil* sich neue Wege statt des Essens gesucht hatte, meldete sich als Einwandteil ihr *Ruheteil.* Das ist ein seelischer Aspekt, den jeder von uns hat. Er sorgt dafür, daß wir uns genügend Zeit und Raum zur Regeneration, zum Auftanken frischer Energie nehmen. Nun war die betreffende Patientin zuvor durch die vielen Pfunde natürlich viel weniger beweglich gewesen und mußte zwangsläufig mehr Ruhe- und Atempausen machen als in ihrem neuen schlanken Zustand. Ihr Zuviel-Eß-Teil hatte automatisch die Interessen des Ruheteils mit wahrgenommen, und der Ruheteil hatte sich entsprechend auf das Dicksein der Patientin verlassen. Kein Wunder also, daß er jetzt einen Einwand anmeldete.

Wenn eine seelische Veränderung in einem zentralen Bereich erfolgt, kann es gut sein, daß sich gar zwei oder drei Einwandteile melden. Es ist also wichtig, sich nach jeder Veränderung an alle Teile zu wenden und zu überprüfen, wie sie mit der neuen Situation zurechtkommen. Wenn sich dann ein Einwandteil meldet, braucht er meist eine gezielte

Hilfestellung. Dies gelingt am besten, wenn auch er sich an den kreativen Teil wendet, in etwa folgendem Wortlaut: »Du, kreativer Teil, die da oben haben plötzlich beschlossen, etwas anders zu machen. Ich komme mit der neuen Situation nicht zurecht. Ich mache doch auch etwas Wichtiges für Y. Ich brauche also auch eine gezielte Beratung von dir, damit ich mich auf die neue Lage einstellen kann.« Daraufhin findet ein ähnliches Gespräch wie zuvor mit dem X-Teil statt, damit auch der Einwandteil in seinem Aufgabenbereich trotz der Veränderung optimal arbeiten kann.

Es kann natürlich auch vorkommen, daß sich beim Anfragen auf Anhieb kein Einwandteil meldet. Oder Sie haben das Gefühl, daß da ein Einwand ist, Sie ihn aber nicht richtig beim Namen nennen können. In diesem Fall bitten Sie vorsorglich alle Einwandteile, die sich vielleicht noch im Laufe der Zeit melden könnten, sie mögen sich *in Ihren Träumen* an den kreativen Teil wenden. Träume sind ein optimaler Schauplatz für solch einen Vorgang. Erstens geht in Träumen ohnehin nichts anderes vor sich, und zweitens bieten die Träume einen Bereich, in dem sich unbewußte Teile besonders sicher fühlen können.

Einige Seiten zuvor erwähnte ich bereits, daß ein unbewußter Teil nicht umsonst ein unbewußter Teil ist, daß er sich unserem Bewußtsein nicht nur normalerweise entzieht, damit wir für das aktive Leben entlastet werden, sondern häufig auch, weil er sich aus bestimmten Gründen vor dem Bewußtsein schützen möchte. Träume haben den Vorteil, daß man sich je nach Bedarf an sie erinnern kann oder nicht. Sicher kennen Sie es, daß man nachts oder morgens von einem Traum aufwacht und noch klare Einzelheiten davon im Bewußtsein hat. In diesem Fall hält unser Unbewußtes es vielleicht für wichtig, uns eine Information ins Bewußtsein zu schicken.

So sollte der abschließende Schritt immer folgender sein: Sie versammeln in Gedanken alle Teile Ihrer Persönlichkeit um sich herum oder verfassen im Geiste ein Rundschreiben an alle Beteiligten. Die Information sollte so lauten: »Wenn einer von euch Schwierigkeiten mit den neuen Wegen hat oder auch bekommen sollte, die der X-Teil jetzt benutzen wird, kann auch er sich zur ausführlichen Beratung an den kreativen Teil wenden, den ich hiermit euch allen offiziell als Berater vorstellen möchte. Er hat Sprechstunde in meinen Träumen.« Dann bedanken Sie sich bei all Ihren Teilen in der Gesamtheit und genießen es, mit dieser Arbeit am Ziel zu sein.

Unsere Einwandteile garantieren im übrigen auch die Vielfalt unserer Persönlichkeit. Wenn man sich nur auf das Symptom – hier das Zuviel-Essen – stürzt und es beseitigt, während man den Rest der Seele, also die »Seelenökologie«, außer acht läßt, besteht die Gefahr, daß einseitige und langweilige Menschen aus uns werden. Bei jeder Veränderung müssen all unsere Teile lebendig und aktiv bleiben. Bei der Gestaltung der Seele ist es wie mit dem Häuserbauen hier in unseren Breitengraden. Natürlich muß ein Haus auch möglichst stabil und sicher gegen einen Sturm sein. Aber wenn wir nur auf dieses Erfordernis eingingen, würden wir alle in fensterlosen Bunkern leben. Wir müssen unser Haus auf eine Vielfalt der Einflüsse aus der Außenwelt wie auch der Bedürfnisse aller Bewohner abstimmen, damit wir sowohl gegen Gefahren geschützt sind als auch die Reize der Außenwelt wie die Geborgenheit im Innern genießen können. Daher braucht ein Haus nicht nur genügend Fenster, damit wir Licht, frische Luft und vielleicht einen schönen Ausblick genießen können, sondern auch stabile Wände, ein schützendes Dach und in unserem Klima auch eine Heizung. Ein Garten oder Balkon bietet zusätzliche Freuden, eine Alarmanlage oder ein gutes Türschloß zusätzliche Sicherheit. Natürlich ist die Haus- oder Wohnungstür entscheidend, wie auch Klingel und Telefon wichtig sind, damit Freunde uns erreichen können. Man könnte diesen Vergleich noch beliebig fortspinnen.

Somit ist eine ökologische Untersuchung unserer Seele immer sinnvoll und fällig, wenn man sich verändert. Und zwar nicht nur, wenn man anstatt des Zuviel-Essens neue Wege geht, sondern auch bei anderen Entscheidungen oder Anlässen: Berufswechsel, Heirat, Auslandsreise, Umzug, aber auch, wenn man das Rauchen aufgibt, einen Verlust überwinden muß oder seinen Tagesablauf gründlich umkrempelt. Immer ist die Frage wichtig: ». . . und was sagen all meine anderen Teile dazu?« So können wir es verhindern, daß bei solchen Veränderungen aus unserem »Seelenhaus« ein Glashaus ohne Schutz oder ein Gefängnis ohne Ausgang wird.

## *Zusammenfassung: Die neuen Wege und das seelische Gleichgewicht*

1. Gehen Sie nach innen.
2. Sprechen (oder schreiben) Sie alle Teile Ihrer Persönlichkeit auf einmal an: »Gibt es jemanden unter euch, der Schwierigkeiten mit den neuen Wegen des X-Teils hat?« Wenn sich hier spontan kein Einwandteil meldet, gehen Sie gleich weiter zu Punkt 4. Ansonsten erfolgt jetzt Schritt 3.
3. Gehen Sie nach innen und bitten Sie den Einwandteil (beziehungsweise die verschiedenen Einwandteile hintereinander), er (sie) möge(n) sich vom kreativen Teil über seine Möglichkeiten in der neuen Situation ebenso intensiv beraten lassen, wie es vorher beim X-Teil der

Fall war, damit auch er weiterhin optimal seiner Aufgabe nachkommen kann.

4. Nochmals Ansprache an alle Teile: »Wenn einer von euch Schwierigkeiten mit den neuen Wegen hat oder bekommen sollte, die der X-Teil jetzt gehen wird, kann auch er sich zur ausführlichen Beratung an den kreativen Teil wenden, den ich hiermit euch allen offiziell als Berater vorstellen möchte. Er hat Sprechstunde in meinen Träumen.«
5. Bedanken Sie sich innerlich bei all Ihren Teilen für die gute Zusammenarbeit, und genießen Sie es, mit dieser Arbeit am Ziel zu sein.

*Wichtiger Tip:*

Machen Sie, bevor Sie innerlich nach Einwandteilen fragen, eine kleine »Reise in die Zukunft«, indem Sie einen Tagtraum träumen, der Sie erleben läßt, wie es sein wird, wenn der X-Teil demnächst seine neuen Wege geht. Das ist die beste Hilfestellung für alle Teile bei der Überprüfung, ob sie einen Einwand gegen die neue Situation haben.

# III/6
# *Die Teile unter sich*

In Kapitel III/1 (über das Persönlichkeitsmodell) schrieb ich darüber, daß die vielen Teile unserer Persönlichkeit, die in unserem »Seelenhaus« wohnen, auch die verschiedensten Beziehungen zueinander haben. Da gibt es welche, die mögen sich sehr gerne, können sich gegenseitig akzeptieren und meist gut zusammenarbeiten. Dann gibt es aber auch Teile, die können einander nicht ausstehen und behindern sich gegenseitig, wo sie nur können.

Jeder, der abnehmen möchte, kann davon ein Lied singen. Wenn etwa ein Mensch mit einem Übergewichtsproblem auf einer Party eingeladen ist, wo ein leckeres Buffet aufgebaut ist, so fühlt er sich meist zwischen zwei Teilen seiner Persönlichkeit regelrecht hin und her gerissen. Eine innere Stimme sagt: »Na komm, vergiß die Abnehmerei, gönn dir doch all die schönen Dinge!« Kaum sitzt der Mensch vor seinem Teller, hebt eine andere innere Stimme an: »Nun iß doch nicht so viel, du wolltest doch abnehmen – morgen ärgerst du dich wieder, wenn du dich heute so gehenläßt!« Dann langt der Betroffene zwar zu, aber ohne rechten Genuß an all den Köstlichkeiten, und gleichzeitig heftet sich eine gewisse Lustlosigkeit auch an seine großen Pläne, abzunehmen.

Dabei muß man sich einmal bewußt machen, daß jeder

der beiden Teile, die sich hier gemeldet haben, es für sich genommen nur gut mit einem meint. Aber beide Teile begreifen im Moment des Konfliktes nicht, daß sie für ein und dieselbe Person arbeiten, sondern verhalten sich, als wären ihre Interessen ganz unabhängig voneinander vertretbar. Das ist, als würden zwei Ruderer nicht begreifen, daß sie gemeinsam in einem Boot sitzen. Jeder der beiden rudert, wie er es für richtig hält, und kümmert sich nicht um den Ruderstil des anderen. Man kann sich denken, daß das Boot dann dort landet, wo keiner der beiden eigentlich hin wollte.

Allerdings braucht man solche inneren Konflikte nicht unbegrenzt hinzunehmen, sondern man kann auch etwas dafür tun, daß ein innerlicher Frieden, eine innerliche Zusammenarbeit der beiden Teile ermöglicht wird. Nehmen Sie sich wieder zehn Minuten Zeit für eine seelische Annäherungsübung, wann immer Sie merken, daß Sie, wie oben beschrieben, »zwischen zwei Stühlen sitzen«. Stellen Sie sich den einen der beiden beteiligten Teile links und den anderen rechts vor Ihrem inneren Auge vor. Dann gehen Sie nach innen und wenden sich zunächst dem Teil in Ihrem rechten imaginären Blickwinkel zu, sagen wir, dem Teil, der Sie zum Essen überredet. Nehmen Sie innerlich Kontakt mit ihm auf und fragen Sie ihn: »Du, sag mal, was ist eigentlich deine positive Absicht für mich, die mir dein Verhalten besser erklärlich macht? Was möchtest du Gutes für mich erreichen, wenn du mich zum Essen überredest?« Dann kommt vielleicht eine Antwort wie: »Ich möchte, daß du dein Leben und alles, was dir darin geboten wird, genießt.« Es meldet sich also ein *Lebensfreudeteil.* Bedanken Sie sich für die Auskunft, und wenden Sie sich dann dem Teil auf der linken Seite Ihres inneren Blickfeldes zu, in diesem Falle also dem Teil, der Sie ans Abnehmen erinnert.

Auch zu diesem Teil nehmen Sie innerlich Kontakt auf, indem Sie auch ihn direkt ansprechen: »Und was möchtest du Positives für mich erreichen, wenn du mich vor dem Essen warnst – was ist deine gute Absicht für mich, die hinter deinem Verhalten steckt?« Vielleicht antwortet er dann in etwa so: »Ich möchte, daß du einmal schlank wirst. Das ist wichtig, damit deine Mitmenschen dich attraktiv finden. Ich sorge dafür, daß die anderen dich anerkennen, wobei ja auch das Äußere eine große Rolle spielt.« Hinter dieser Antwort steckt also eine Art *Anerkennungsteil.*

Da haben wir nun das Dilemma: Zwei wichtige Teile der Persönlichkeit stehen sich hier gegenüber. Und man kann nicht sagen, daß der eine wichtiger als der andere sei. Beide sind in ihrer Funktion gleich bedeutsam. Der Betreffende würde immer einen Verlust erleiden, wenn er einen der beiden Teile verlieren würde, wenn also einer der beiden den anderen bezwingen könnte. Die verschiedenen Teile unserer Persönlichkeit sind in ihrer Energie alle auf ihre Weise stark und hartnäckig – egal, ob sie sich untereinander gut verstehen oder nicht. Man muß also davon ausgehen, daß es in diesem inneren Gerangel kaum jemals zu einem klaren Sieg kommen wird, außerdem wäre das auch kein wünschenswertes Ergebnis. So oder so ist die Situation unbefriedigend: Da hat man zwei so wertvolle Teile und kann keinen von beiden richtig genießen, da sie sich gegenseitig nur behindern, ja, oft lahmlegen und dabei all ihre schöne Energie verschwenden.

Ein Weg, der aus dieser verfahrenen Situation herausführt, kann nur eine Verhandlung, das gemeinsame Gespräch, die Bereitschaft zu einem konstruktiven Kompromiß sein. Man muß also nochmals nach innen gehen und – in diesem Beispiel – den Lebensfreudeteil erneut ansprechen: »Ist dir deine Sache so wichtig, daß du dich, und zwar vorerst nur probehalber, mit dem Anerkennungsteil zu einem Gespräch zusammensetzen würdest? Vielleicht gibt es doch Möglichkeiten zu einer Zusammenarbeit, einer Einigung oder zu einem Ausgleich. Ihr beiden könntet euch doch absprechen, daß du ihn in gewissen Bereichen nicht störst, wenn er dich seinerseits in Bereichen in Ruhe läßt, die dir besonders wichtig sind. All das hätte den Sinn und den Zweck, daß ihr beide wieder anfangen könntet, ungestört und mit vollem Einsatz zu arbeiten, innerhalb des Rahmens, auf den ihr euch geeinigt habt.« Dieses Plädoyer hat eigentlich immer die gewünschte Wirkung: Dem angesprochenen Teil wird die Ausweglosigkeit der bisherigen Situation bewußt, er ist erleichtert, daß sich da eine Lösung anbahnen könnte, und antwortet mit Ja auf die Anfrage. Bedanken Sie sich anschließend wieder für seine Kooperationsbereitschaft.

Nun gehen Sie innerlich auf den Anerkennungsteil zu und laden auch ihn mit ähnlichen Worten zu einem Verhandlungsgespräch ein. Vielleicht wäre es günstig, auch den kreativen Teil als Berater und Vermittler zu dem Gespräch zu bitten. Suchen Sie sich wieder einen geeigneten Ort aus, an dem in Ihrer Phantasie das Gespräch stattfinden kann. Der äußere Ablauf ist also so ähnlich wie in dem Kapitel »Veränderung durch die eigene Kreativität«. Hier nun sollen sich die Teile treffen, und jeder sollte zunächst ausreichend Zeit und Raum erhalten, zu schildern, was seine gute Absicht ist und worauf er Wert legt. Dann begeben sich die zwei (falls der kreative Teil dabei ist: drei) Teile im Gespräch auf die Suche nach Lösungen für ein friedliches Miteinander.

Schön wäre es, wenn sich die Teile zu guter Letzt als Team begreifen könnten. Denn in einem Team haben die verschiedenen Mitglieder gewöhnlich auch ganz unterschiedliche Aufgabenbereiche. Auch dort ist jeder Spezialist auf seinem Fachgebiet aktiv, doch unter der Voraussetzung, daß sich alle Beteiligten einig sind, daß sie für ein und dieselbe Sache arbeiten. Entsprechend stimmen sie ihr Wissen und Können aufeinander ab, anstatt sich gegenseitig damit zu behindern. So können auch der Lebensfreudeteil und der Anerkennungsteil zu einer zufriedenstellenden Absprache kommen. Vielleicht äußert der Lebensfreudeteil: »Ich würde mich bereit erklären, nur noch aktiv zu werden, wenn ein besonderer Anlaß zu einem lukullischen Mahl besteht – sei es, man wird eingeladen, geht aus oder kocht am Wochenende oder zu einem Fest etwas besonders Schönes. Ansonsten lasse ich dir den Vortritt, wenn du mich bei den gegebenen Anlässen ungestört wirken läßt, und störe dich auch nicht, wenn einmal zum Essen nur ein Salat eingenommen werden soll.« Das schon könnte ein Lösungsvorschlag sein, auf den sich auch der Anerkennungsteil einlassen mag. Das ist natürlich nur ein Beispiel für das »Strickmuster« einer gelungenen Verhandlung – hier gibt es in jedem individuellen Fall sicherlich immer wieder eine andere Lösung.

Zu welcher Lösung sich die beiden schließlich auch geeinigt haben – wichtig ist auch hier wieder zum Abschluß das »Dankeschön« an die zwei (oder drei) Verhandlungspartner.

### *Zusammenfassung: Verhandlung – Die Teile unter sich*

1. Sie stellen fest, daß Sie sich, wenn es ums Essen geht, oft in einer Situation befinden, wo Sie es mit zwei fast gleich starken Impulsen zu tun haben: Sie möchten essen – und auch wieder nicht.
2. Stellen Sie sich diese gegensätzlichen Impulse als zwei Teile Ihrer Persönlichkeit vor. Stellen Sie sich in Gedan-

ken den einen links, den anderen rechts in Ihrem imaginären Blickfeld vor.

3. Gehen Sie mit Ihrer nach innen gerichteten bewußten Aufmerksamkeit erst zu dem rechten Teil hin und fragen Sie ihn ganz direkt: »Du, sag mal, was ist eigentlich deine positive Absicht für mich, die hinter deinem Verhalten steckt? Was möchtest du Gutes für mich erreichen?« Lassen Sie ihm Zeit für seine Antwort und geben Sie ihm dann einen Namen, der seine gute Absicht würdigt (zum Beispiel »Lebensfreudeteil«).
4. Jetzt vollziehen Sie den gleichen Schritt mit dem Teil, den Sie links vor sich haben. Sie richten Ihre Aufmerksamkeit auf ihn, fragen nach der guten Absicht und geben auch hier einen angemessenen Namen.
5. Machen Sie sich selbst und Ihren beiden Teilen einmal das Dilemma bewußt: Da sind zwei wichtige Teile Ihrer Persönlichkeit, die beide etwas Gutes für Sie wollen – aber all die schöne Energie, die jeder der beiden hat, wird nur im vergeblichen Kampf gegeneinander aufgerieben. Sie, die Hauptperson, kann keinen der beiden Teile richtig genießen.
6. Dann wenden Sie sich wieder an den rechten Teil: »Ist dir deine Sache so wichtig, daß du dich, und zwar vorerst nur probehalber, mit dem anderen Teil zu einem Gespräch zusammensetzen würdest? Vielleicht gibt es Möglichkeiten zu einer Zusammenarbeit, einer Einigung oder zu einem Kompromiß. Oder ihr beiden sprecht euch ab, daß du ihn in gewissen Bereichen nicht störst, wenn er dich wiederum in Bereichen in Ruhe läßt, die dir besonders wichtig sind.« Bedanken Sie sich, wenn der Teil zustimmt. Würdigen Sie sein Ja, auch wenn er sich erst dazu durchringen mußte. Geben Sie ihm noch etwas Zeit zum Nachdenken, falls er sich nicht gleich entschließen kann.

7. Dann wenden Sie sich an den linken Teil und durchlaufen mit ihm dank Ihrer Einbildungskraft den gleichen Prozeß.
8. Beraten Sie sich mit den Teilen, ob Sie einen Vermittler – den kreativen Teil – für ihr Gespräch wünschen.
9. Dann suchen Sie sich wieder in der Phantasie einen Ort aus, von dem Sie meinen, daß dort das Verhandlungsgespräch besonders gut stattfinden könnte.
10. Schicken Sie in Gedanken alle Teile an diesen Ort. Lassen Sie sich auch hier wieder davon überraschen, ob Sie das Gespräch in allen Einzelheiten mitbekommen oder nicht. Manchmal reicht es schon aus, die beiden Teile in der Phantasie im freundlichen Gespräch vertieft zu sehen, um zu wissen, daß die beiden sich jetzt gut verstehen. Wenn Sie meinen, die beiden haben sich geeinigt, bedanken Sie sich bei den beiden.
11. Vereinbaren Sie mit den beiden eine Probezeit, in der sie die neue Zusammenarbeit noch »ausfeilen« dürfen und auch noch gelegentlich etwas schiefgehen darf. Eine gewisse Zeit könnte es dauern, bis die neue Zusammenarbeit wirklich reibungslos klappt.

*Wichtiger Tip:*

Auch in der aktuellen Situation kann man sich an die beiden Teile wenden. Wenn man zum Beispiel gerade vor einem festlichen Buffet steht, kann man dem Teil, der abnehmen möchte, versprechen, daß er am folgenden Tag zu seinem Recht kommt, wenn er sich dafür zu dem gegebenen Zeitpunkt heraushält.

# IV
# Die Geschichte von unserem »inneren Gewichtstechniker«

In diesem Kapitel möchte ich im Rahmen einer Geschichte vorstellen, wie die verschiedenen *Anteile unserer Persönlichkeit,* die ich im vorigen Kapitel erörtert habe, und der sogenannte *Gravistat,* von dem in Kapitel II (»Schlanksein will gelernt sein«) die Rede war, *zusammenwirken.*

Den Gravistat habe ich beschrieben als ein Regulationsprinzip in unserem Gehirn, das unbewußt und automatisch dafür sorgt, daß ein bestimmtes Körpergewicht gehalten wird – so wie ein Thermostat dafür sorgt, daß stets die gleiche Raumtemperatur vorherrscht. Der Gravistat arbeitet mit dem Erzeugen von Hunger- und Sättigungsgefühlen – so wie der Thermostat das Ein- und Ausschalten der Heizung veranlaßt. Reißt man einfach die Fenster auf, um eine kühlere Raumtemperatur zu erreichen, verstellt aber den Thermostat nicht, so veranlaßt er, daß die Heizung auf Hochtouren läuft. Genauso veranlaßt der Gravistat »hochtourige« Hungergefühle (auch Freßanfälle genannt), wenn durch Hungern oder Diät abgenommen werden soll, ohne daß ihm Bescheid gesagt wurde.

In der nun folgenden Geschichte stelle ich den Gravistaten vor als unseren *inneren Gewichtstechniker.* Malen Sie sich das einmal ganz konkret aus: Vielleicht sehen Sie ihn in Ihrer

Phantasie in einem weißen Kittel, wie er in dem Labor einer Fabrik dafür zuständig ist, daß ein bestimmter Wert, eine bestimmte Temperatur oder eine bestimmte Anzahl irgendeines Faktors eingehalten wird. Vielleicht ist er männlich, vielleicht ist er weiblich – in jedem Fall wird die Arbeit sehr gründlich und gewissenhaft ausgeführt. Vielleicht arbeitet er/sie auch vor einem Überwachungsbildschirm oder in einer Schaltzentrale. Lassen Sie Ihrer Phantasie freien Lauf, bis Sie eine persönliche Vorstellung von Ihrem Gewichtstechniker oder Ihrer Gewichtstechnikerin entwickelt haben.

Der Gewichtstechniker selbst ist innerhalb der Firmenhierarchie ein Angestellter ohne höhere Entscheidungskompetenzen. Man weist ihm von höherer Stelle an, auf welchen Wert er achten soll. Das Planziel seiner Arbeit wird also irgendwo in der Chefetage festgelegt. Er bekommt nur den Auftrag, seine berufliche Fähigkeit, sein technisches Know-how zum Erhalten dieses bestimmten Wertes einzusetzen. Und das macht er sehr gut. Er ist ein Könner auf seinem Gebiet. Nie käme er auf die Idee, den Wert auf eigene Faust zu verändern, da er den Vorgaben von höherer Stelle stets vertraut. Außerdem möchte er seinen Arbeitsplatz nicht aufgrund irgendwelcher Eigenmächtigkeiten verlieren. Im übrigen liebt er seine Arbeit und führt sie gerne aus.

Die sogenannte »Chefetage« (vielleicht finden Sie auch hier ein anderes, persönliches Bild) setzt sich zusammen aus den Teilen unserer Persönlichkeit (Persönlichkeitsmodell). Jeder hat hier sein Ressort, jeder seinen persönlichen Verantwortungsbereich. Alle paar Tage nun treffen sie sich alle zu einer gemeinsamen Konferenz, um ihre Arbeit aufeinander abzustimmen. Bei dieser Konferenz gibt es jeweils verschiedene Punkte der Tagesordnung, über die beraten und entschieden werden muß. Bei der Entscheidung wird abgestimmt, und es gilt Mehrheitsbeschluß. Ab und zu steht auch das Thema »Gewicht« auf der Tagesordnung. Einige Teile nun befürworten aus bestimmten Gründen ein relativ hohes, also ein Übergewicht. Vielleicht ist ein Teil ganz strikt dagegen und befürwortet das Idealgewicht. Er wird aber von den anderen Teilen überstimmt. Seine angeführten Gründe werden nicht als wichtig genug erachtet. Vielleicht halten sich auch ein paar Teile aus der Diskussion heraus. Einige sympathisieren mit den Befürwortern, andere mit den Ablehnern des Übergewichts. Zum Schluß bei der Abstimmung überwiegen die Ja-Stimmen für Übergewicht. Der Teil, der besonders energisch dagegen plädiert hatte, ärgert sich gewiß – aber er ist eben überstimmt worden. Später wird dem Gewichtstechniker das Abstimmungsergebnis mitgeteilt, und er geht gewissenhaft und gründlich wie immer an seine Arbeit.

Mit dieser Geschichte möchte ich veranschaulichen, wie sehr man dem im stillen wirkenden Gewichtstechniker Unrecht tut, wenn man vom Bewußtsein her seine Arbeit durch rigorose Diätmaßnahmen immer wieder sabotiert. Ich möchte auch vermitteln, daß er ein echter Fachmann in Sachen Kalorienzählen ist und auf lange Sicht durch den gezielten Einsatz seiner technischen Mittel immer wieder das Gewicht erreicht, auf das er aufpassen soll (Sollgewicht). Er arbeitet auch sehr vorausschauend. Wenn er also feststellt, daß wiederholt die erforderlichen Kalorien ausbleiben (durch Hungern), dreht er um so stärker auf, wenn einmal Kalorien ins Haus kommen (Freßanfall). Außerdem verfügt er auch über die Fähigkeit, ein Depot anzulegen. So veranlaßt er, wenn es ihm sinnvoll erscheint, die Aufnahme einer Kalorienmenge, die den Bedarf des Sollgewichts überschreitet, damit er für ›karge Zeiten‹ (erneute Diät) vorbereitet ist. Wir legen uns also bei unseren gewaltsamen Abnehmversuchen gerade mit demjenigen an, der uns theoretisch am besten helfen könnte. Das schlimmste, was passieren kann, wäre unser Sieg über den Gewichtstechniker. Denn sollte eines Tages die Konferenz pro Idealgewicht abstimmen, wäre niemand mehr da, der das technisch ausführen kann.

Daher ist es wichtig, wieder ein gutes Verhältnis zu dem Gewichtstechniker herzustellen, besonders wenn er durch etliche Diätversuche schon reichlich strapaziert ist. Gehen Sie also nach innen, in Ihre Vorstellung von ihm und seinem Arbeitsfeld hinein. Besuchen Sie ihn an seinem Arbeitsplatz. Fangen Sie ein Gespräch mit ihm an. Lassen Sie sich von ihm seine Arbeit zeigen und erklären. Entschuldigen Sie sich bei ihm dafür, daß Sie aus Unkenntnis seine Arbeit so oft gestört haben. Fragen Sie ihn, auf welches Sollgewicht er zur Zeit bei Ihnen aufpaßt. Erzählen Sie ihm von Ihrem Wunschgewicht, und fragen Sie einmal, wie lange er theoretisch brauchen würde, um dieses stabil einzustellen. Fragen Sie, ob er Ihnen einen »Tip« geben kann über den Teil, der das Übergewicht im wesentlichen veranlaßt hat – damit Sie wissen, mit wem Sie verhandeln müssen. Versichern Sie ihm, daß Sie ab jetzt nicht mehr so massiv in seine Tätigkeit eingreifen wollen, so daß er auch das »Depot-Fressen« nicht mehr veranlassen muß. Sicher kommen Ihnen noch ganz persönliche, eigene Gedanken, wie Sie diesen inneren Kontakt zum Gewichtstechniker positiv gestalten können. Versichern Sie sich einer guten Zusammenarbeit und bedanken Sie sich zunächst für diesen ersten Kontakt.

## *Zusammenfassung: Kontakt zum Gewichtstechniker*

1. Machen Sie sich in Ihrer Phantasie eine bildhafte Vorstellung von Ihrem Gewichtstechniker und seinem Arbeitsplatz.
2. Denken Sie über Sinn und Organisation seiner Tätigkeit nach: Er ist ein hochqualifizierter Techniker, ein Angestellter ohne Entscheidungsgewalt, der gewissenhaft und sachkundig das ausführt, was ihm »von oben« aufgegeben wurde.
3. Nehmen Sie in Gedanken Kontakt zu Ihrem Gewichtstechniker auf – besuchen Sie ihn an seinem Arbeitsplatz. Lassen Sie sich alles von ihm erklären, und würdigen Sie seine Arbeit.
4. Sprechen Sie mit ihm über Ihr Verhältnis zueinander – sagen Sie ihm, daß Sie von seiner Arbeit ja gar nichts wußten und daß Sie ihn ab jetzt nicht mehr so boykottieren wollen.
5. Fragen Sie, auf welches Gewicht er zur Zeit »eingestellt« ist und wie lange er theoretisch brauchen würde, um auf ein von Ihnen gewünschtes Gewicht zu gehen.
6. Vielleicht kann er Ihnen auch einen »Tip« geben, welcher Teil der Persönlichkeit das Übergewicht am stärksten befürwortet – so daß Sie wissen, mit wem Sie verhandeln müssen.
7. Bedanken Sie sich für diesen ersten Kontakt – und pflegen Sie ihn weiterhin!

# V
# EASY WEIGHT und Menschen, die gerne zunehmen möchten

Jawohl, es gibt auch immer noch Menschen, die sich selbst zu dünn finden und gerne zunehmen möchten. Nur ist dieses Problem nicht so weit verbreitet wie das Übergewicht, und es wird auch kaum in den Medien darüber berichtet. So habe auch ich mich in diesem Buch zunächst an Menschen mit Übergewichtsproblemen gewandt. Doch der Inhalt ist auch für besonders magere Menschen, die sich eine ansehnlichere Figur wünschen, lesenswert.

Alles, was hier auf Übergewichtige »gemünzt« ist, kann der Untergewichtige sinngemäß für sich adaptieren. Auch für ihn gilt das Regulationsprinzip des Gravistaten, auch er muß sich ein Bild davon machen, wie er mit seinem neuen Gewicht (also hier mit *mehr* Pfunden) aussehen, sich fühlen wird, und sich mit dem Bild assoziieren. Der »schlechte Esser« sollte lernen, Essensbilder möglichst dicht und realistisch vor dem geistigen Auge zu sehen, und er sollte sich mit dem Teil seiner Persönlichkeit auseinandersetzen, der das Dünnsein aus irgendeinem Grunde wichtig findet und es aufrechterhält.

Das hier behandelte, reguläre Problem Untergewicht ist jedoch nicht identisch mit den Krankheitsbildern von Magersucht und Bulimie, die ich in den nächsten Kapiteln umreiße.

# VI
# EASY WEIGHT
# und Magersucht
# *(Anorexia Nervosa)*

Fast jeder Fall von Magersucht hat mit dem Versuch der Betroffenen begonnen, durch Diät oder Hungern das Körpergewicht verringern zu wollen. Man hat festgestellt, daß Magersüchtige – meistens sind es Frauen – einen überaus starken Willen und großes Durchhaltevermögen besitzen. Nicht nur im Hungern, sondern auch in anderen Bereichen wie Beruf, Ausbildung, körperliche Anstrengung (wie zum Beispiel lange Fahrradtouren) verhalten sie sich weitaus leistungsstärker als viele andere Menschen. Sie geben also nicht so schnell auf.

Die »normalen« Übergewichtigen nun, die auch meist eine »normale« Willenskraft besitzen, geben ihre Abnehmversuche viel eher auf als die Magersüchtigen. Sie bemerken ganz genau, daß sie da gegen irgend etwas in sich anarbeiten, was stärker ist als sie. Meine Meinung hierzu: Gott sei Dank! Denn nur diese vermeintliche Willensschwäche schützt sie vor der Magersucht. Diese Art von Willensschwäche ist nämlich nichts anderes als eine besondere Erscheinungsform des menschlichen Selbsterhaltungstriebes.

Magersüchtige und »normale« Übergewichtige haben meist eines gemeinsam: Trotz vieler Diätversuche hat ihr Gehirn –

also das Regulationsprinzip des Gravistaten – nicht »auf schlank« umgeschaltet. Der normale Übergewichtige ergibt sich irgendwann in diesen Umstand, der Magersüchtige jedoch kann es nicht ertragen, daß da irgend etwas stärker sein sollte als der eigene Wille. Mit einer nahezu als übermenschlich zu bezeichnenden Willenskraft wird gegen die eigenen Impulse angegangen.

In Kapitel II schrieb ich über die sogenannten *nicht-realen Körperempfindungen*. Und genau hierunter leidet der Magersüchtige. Diese Menschen können noch so dünn werden – sie behaupten immer weiter, sie seien zu dick. Und recht haben sie: In ihrer inneren Wahrnehmung sind sie wirklich immer noch dick. Sie hungern und hungern, und das Gehirn hört einfach nicht auf, das *Gefühl* von Dicksein zu senden. Genauso wie ein Beinamputierter an Phantomschmerzen leidet, leidet der Magersüchtige an Phantomfett.

Die Magersüchtigen haben keine Ahnung davon, wie es sich anfühlt, schlank zu sein. Sie meinen, durch Hungern gehe das eklige Gefühl, zu dick zu sein, weg. Dazu paßt der Vergleich vom ständigen Fensteraufreißen in einem Raum mit Thermostat besonders gut: Durch das Ignorieren des entscheidenden Faktors, der Regeltätigkeit des Thermostaten, verschleudert man enorme Energie und erreicht zudem eher das Gegenteil seiner eigentlichen Absichten. So haben sich auch Magersüchtige auf einen sinnlosen Kampf eingelassen. Im übrigen ist unser innerer Gravistat um ein Vielfaches stabiler als jeder aus Metall oder Plastik gefertigte Thermostat.

Es ist also auch für den magersüchtigen Menschen sehr wichtig, intensiv und gezielt ein schlankes Körpergefühl zu erlernen. Besonders wirksam sind dabei folgende Wahrnehmungsübungen:

*Vor dem Spiegel (1)*
*Sich bewegen wie ein Schlanker (2)*
*Aus dem dicken Körper raus- und in den schlanken Körper reinschlüpfen (5)*

Aber auch die anderen Übungen wären bei diesem Problem wichtig. Man müßte sie nur entsprechend etwas adaptieren.

Die Easy Weight-Übungen sollten in die psychotherapeutische Behandlung von Magersüchtigen unbedingt integriert werden.

# VII
# EASY WEIGHT
# und Bulimie
# *(Bulimia Nervosa),*
# gleich »Eß-Brech-Sucht«

Neben dem Problem der Magersucht wird in letzter Zeit mehr und mehr über eine Gruppe von Eßgestörten berichtet, die manchmal ungeschminkt als »Freß-Kotz-Süchtige« bezeichnet werden. Diese Menschen – ebenfalls meist Frauen – nehmen bei einem Freßanfall riesige Mengen von Nahrungsmitteln zu sich, um sie kurze Zeit danach durch absichtlich herbeigeführtes Erbrechen wieder loszuwerden. Oft sieht man ihnen ihr Problem nicht an, sie erscheinen häufig ganz normal schlank. Diese Krankheit hat den Namen Bulimie erhalten.

Die Bulimie-Kranken leiden an einer Art Zwittererscheinung von Magersucht und Freßsucht (also dem »normalen« Übergewichtsproblem entsprechend). Magersüchtige Menschen ekeln sich vor Essen, weil es dick und häßlich macht, die Bulimie-Kranken sehnen sich dagegen nach Essen, während sie es sich zugleich verbieten. Auch hier ist der Ursprung des Problems stets der Versuch, durch Hungern oder Diäthalten das Körpergewicht zu vermindern, ohne sich dabei auch in der inneren Wahrnehmung umzustellen. Magersüchtige und Bulimie-Kranke haben eines gemeinsam: den überaus starken Willen, nicht dick sein zu wollen. Auch hier vergewaltigt der Wille die Signale des Körpers – leider! Auch die meisten Bulimie-Kranken fühlen sich innerlich enorm dick, oft im völligen Gegensatz zur äußeren Erscheinung. Auch sie leiden also unter Phantomfett.

Deshalb sollten auch Bulimie-Kranke unbedingt die Easy-Weight-Übungen zur Wahrnehmung des eigenen Körpers und zum Umgang mit den Eßphantasien machen. Ganz, ganz wichtig sind für diese Problemgruppe die Übungen:

*Kontakt zum Gewichtstechniker*
*Der Umgang mit den Eßphantasien*

# VIII EASY WEIGHT und Menschen, die von Kindheit an dick sind

Menschen, die von Kindheit an dick sind, haben es besonders schwer, abzunehmen. Der Easy-Weight-Ansatz geht ja davon aus, daß Schlanksein im weitesten Sinne erlernt werden muß. Nun weiß man in der Psychologie, daß Menschen Dinge, die sie einmal gelernt haben, durch relativ kurzes Training wieder auffrischen können – auch wenn sie annehmen, sie haben alles schon wieder vergessen. Man hat Versuche gemacht mit Personen, die noch nie eine bestimmte Fremdsprache, beispielsweise Englisch, erlernt hatten, im Vergleich zu solchen, die sie etliche Jahre zuvor schon einmal recht gut beherrscht hatten, inzwischen aber der Meinung waren, sie könnten es überhaupt nicht mehr. Beide Personengruppen nahmen an einem Intensiv-Englischunterricht teil, wobei die zweite Gruppe dann wesentlich raschere Fortschritte machte als die erstgenannte. Man nennt dieses Phänomen in der Psychologie ganz treffend den *Wieder-Aufwärm-Effekt* (Reminiszenz-Effekt).

Bei einem Menschen, der erst im Erwachsenenalter übermäßig zugenommen hat, kann also beim Abnehmen durchaus ein Wieder-Aufwärm-Effekt ausgelöst werden – Gehirn und Körper erinnern sich sozusagen an »schlanke Zeiten«, und die zuvor verschüttete Erinnerung kommt wieder zum Einsatz. Ich teile nicht die Ansicht, daß in der frühen Kindheit eine bestimmte Anzahl von Fettzellen festgelegt wird, die dann die Figur des Erwachsenen für immer prägen – man muß sich nur einmal nach Beispielen dafür umsehen, wie häufig aus dicken Kindern später schlanke Erwachsene werden. Vielmehr ist es die Intensität der Körpererfahrung – also die Erfahrung, die im Gehirn gespeichert ist –, die das Dicksein des Erwachsenen mit verursacht. Das ist sicherlich der Grund dafür, daß »lebenslange« Übergewichtige mehr Probleme mit dem Abnehmen haben als Menschen, die erst später ein Übergewichtsproblem entwickelt haben.

Man hat bei »lebenslangen« Übergewichtigen gute Erfahrungen gemacht mit einer Methode, die man bezeichnen könnte als den Vorgang, »sich eine neue Kindheit zu basteln«, und zwar hinsichtlich der Figur. Diese Personen werden mit Hilfe von Wahrnehmungsübungen daraufhin trainiert, Phasen und Ereignisse ihrer Kindheit als schlankes Kind noch einmal zu durchleben. Es wird also innerlich so etwas wie eine künstliche »schlanke Vergangenheit« erzeugt – als Training für das Gehirn in der Fähigkeit, einen schlanken Körper zu regulieren und zu bewegen.

Auf der nächsten Seite stelle ich eine solche Wahrnehmungsübung vor. Ich empfehle, sich in zeitlicher Reihenfolge täglich zwei bis drei Lebensjahre aus der Kindheit vorzunehmen und dabei auf das zurückzugreifen, was an Erinnerungen an diese Zeit noch vorhanden ist. Es bleibt Ihnen unbenommen, in dieser Wahrnehmungsübung sich auch in Situationen hineinzuversetzen, die Sie als Kind gerne miterlebt hätten – jedoch wegen des Dickseins gemieden haben. Vielleicht hätten Sie liebend gerne Ballettunterricht genommen. Erleben Sie also im Geiste, wie es wohl gewesen wäre, als schlankes Kind im Ballettröckchen leichtfüßig und geschmeidig zur Musik zu tanzen. Aber auch »umgewandelte« Erinnerungen an reale Gegebenheiten sind wichtig: Wie fühlt sich ein schlankes Kind im Schwimmbad, beim Turnunterricht, beim Spielen auf dem Schulhof?

Selbstverständlich können diese Übungen auch von Übergewichtigen gemacht werden, die als Kind schlank waren. Hier könnten reale Erinnerungen wieder ins Leben gerufen werden, um den oben beschriebenen Aufwärm-Effekt zu erreichen.

## *Zusammenfassung: Eine schlanke Kindheit erleben*

1. Gehen Sie mit den Gedanken in Ihre Kindheit zurück. Konzentrieren Sie sich auf eine bestimmte Zeit, etwa auf das Alter vor dem Schulbeginn.
2. Suchen Sie sich eine bestimmte Situation heraus, die
   a) wirklich stattgefunden hat,
   b) von der Sie in diesem Alter geträumt haben, an die Sie sich aber als dickes Kind nicht herangewagt haben (zum Beispiel Ballettunterricht).
3. Begeben Sie sich in der Phantasie aus der Perspektive eines schlanken Kindes in diese Situation hinein. Sehen Sie sich zunächst als schlankes Kind vor einem Spiegel. Sehen Sie sich von Kopf bis Fuß an. Sieh dir deine Knie an, dein Gesicht, deine Arme, bewege dich. Jetzt begib dich in die bestimmte Situation, bewege dich, gehe, laufe, hüpfe, setz dich hin ... Wenn andere Kinder da sind, spiel mit ihnen, nimm mit ihnen Kontakt auf. Nimm wahr, wie die Kinder auf dich als schlankes Kind reagieren. Genieße das Erlebnis, ein normales schlankes Kind zu sein. Nimm wahr, was du siehst, hörst, fühlst, riechst und schmeckst in diesem Zustand.

4. Stell dir vor, daß du mit diesem Körpergefühl des schlanken Kindes plötzlich anfängst, sehr schnell zu wachsen. Im Zeitraffer wirst du immer älter, immer erwachsener – mit diesem schlanken Körpergefühl. Jetzt sind Sie mit Ihren Gedanken wieder in der heutigen Zeit und nehmen noch einmal intensiv das schlanke Körpergefühl wahr, daß Sie sich aus Ihrer Kindheit mitgebracht haben.

*Wichtige Tips:*

Durchleben Sie die Kindheitserlebnisse im *assoziierten* Zustand (siehe Kapitel: »Umgang mit den Eßphantasien« und »In den schlanken Körper schlüpfen«).

Weitere Vorschläge für die Kindheitserlebnisse: Urlaub, Spiele im Freien, Versteck- und Fangen-Spielen, Kindergeburtstag, Schulweg, Mahlzeiten einnehmen, Tanzstunde, Wandertag, Partys und so weiter.

Nähern Sie sich bei diesen Übungen immer mehr Ihrem jetzigen Alter an, durchleben Sie auf diese Art und Weise auch die »dicken« Erwachsenenjahre.

# IX
# EASY WEIGHT
# und Kindererziehung

Auch im Umgang mit Kindern sollte man den Inhalt des Easy-Weight-Ansatzes mit berücksichtigen – und zwar von Anfang an. Immer noch werden Kinder von Erwachsenen einseitig gelobt, wenn sie »gute Esser« sind, einen guten Appetit haben. Sicher darf man so etwas bei einem Kind loben, soweit es angebracht ist, man sollte jedoch genauso loben, wenn ein Kind seinen Teller mit einem nur halb aufgegessenen Essen beiseite schiebt, in der Erkenntnis, daß es satt ist. Nur so macht es die Erfahrung, daß auch dies ein erwünschtes und richtiges Verhalten ist.

Ebenso sollten Kinder auch dafür gelobt werden oder Komplimente bekommen, daß sie körperlich leicht und dünn sind. Nur beim Säugling gehören Pölsterchen und die dazugehörigen Falten zum normalen Entwicklungsstand. Jedoch bereits zweijährige Kinder können durchaus gesund und gut entwickelt und dabei relativ schmal oder gar dünn sein. Aber gerade für die dickeren Kinder in diesem jungen Alter gibt es eine Fülle von Kosenamen wie »Pummelchen« oder »Wonneproppen«. Wer hat je etwas von einem »Dünnerchen« gehört? Auch dünnen und leichten Kinder sollten die Erwachsenen zu verstehen geben, daß ihre Körperform etwas Besonderes, Liebenswertes, und – ganz wichtig – Gesundes ist.

Ist nun das »Kind schon einmal in den Brunnen gefallen«, das heißt im medizinischen Sinne übergewichtig geworden, sollte man auf jeden Fall mit ihm auch das Easy-Weight-Programm durchgehen. Kinder können dank ihrer regen Phantasie die Easy-Weight-Übungen erstaunlich schnell auffassen und mitmachen, oft gelingt ihnen das besser und spielerischer als den Erwachsenen. Außerdem machen ihnen diese Übungen Spaß, und sie können sich darauf viel besser einlassen als auf einen festgelegten, für sie oft als freudlos empfundenen Diätplan. Im übrigen sollte man sich aufgrund neuester Erkenntnisse aus der Medizin, über die ich in dem Kapitel »Das Jo-Jo-Syndrom« berichtet habe, die Frage vorlegen, ob nicht in einem so jugendlichen Alter die Gefahr besonders groß ist, den Teufelskreislauf von Freß- und Abnehmphasen in Gang zu setzen. Das Kind könnte – ebenso wie Erwachsene – auf diese Weise zu einem »guten Futterverwerter« werden oder im schlimmsten Extrem später gar an Magersucht oder Bulimie erkranken.

# X
# Schlußwort

Dieses Buch wurde mit Absicht so geschrieben, daß der Leser Möglichkeiten an die Hand bekommt, sich die hier vorgestellten Übungsabschnitte in Eigeninitiative zu erarbeiten. Um diesen Lernprozeß zu unterstützen, haben meine Kollegen und ich inzwischen auch eine Easy-Weight-Übungskassette entwickelt, auf der die wichtigsten Übungen des Abschnitts »Schlanksein will gelernt sein« zusammengefaßt sind.

Weiterhin werden Easy-Weight-Gruppen angeboten, in denen die Teilnehmer an zehn Abenden sich das Programm gemeinsam aneignen, zusammen die Übungen besprechen und erproben. Diese Gruppen werden von speziell ausgebildeten Easy-Weight-Therapeuten geleitet. Nach den ersten zehn Abenden gehen die Gruppen dann oft in eigener Regie in Selbsthilfegruppen über.

Wer an den Übungskassetten, Gruppen oder Adressen von Easy-Weight-Therapeuten interessiert ist, kann sich an die Autorin wenden:

Dipl.-Psych. Cora Besser-Siegmund
– EASY WEIGHT –
Jakobikirchhof 9
2000 Hamburg 1

# *Anhang*

## *I. EASY-WEIGHT-Übungskassette*

Die EASY-WEIGHT-Übungskassette ist eine Ergänzung sowohl zu den EASY-WEIGHT-Gruppen als auch zu diesem Buch. Sie ermöglicht es Ihnen, mit den vorgestellten Übungen vertraut zu werden und sie in Ihr natürliches Alltagsverhalten zu integrieren. Jeder Übung ist eine Entspannungssequenz vorangestellt, die Sie auch zu anderen Gelegenheiten anwenden können.

Die Musik zu der EASY-WEIGHT-Kassette stammt von Stefan Petersilge.

### *Inhaltsangabe: EASY-WEIGHT-Übungskassette*

*Seite A:*

1. Einleitung
2. »Meine fünf Sinne« – Entspannungsübung
3. »Vor dem Spiegel«
4. Entspannungsmusik
   »Sich bewegen wie ein Schlanker«

*Seite B:*

1. Entspannungsmusik
   »Der Umgang mit den Eßphantasien«
2. Entspannungsmusik
   »Aus dem dicken Körper raus- und in den schlanken Körper reinschlüpfen«

Die Easy-Weight-Übungskassette kostet DM 20,00 zzgl. Nachnahmegebühr und kann auf dem Postweg bei der im Schlußwort angegebenen Adresse bezogen werden.

## *II. Ausbildung zum EASY-WEIGHT-Therapeuten*

Der Name sowie das Verfahren »EASY WEIGHT« sind als Begriff geschützt. EASY WEIGHT wird als Einzelpsychotherapie und als Gruppentherapie angewandt.

Für interessierte Psychologen, Psychotherapeuten und Ärzte wird eine Ausbildung zum EASY-WEIGHT-Therapeuten angeboten. Grundkenntnisse im Neurolinguistischen Programmieren (NLP) sind erwünscht.

Bitte wenden Sie sich an die im Schlußwort angegebene Adresse.

Margrit Erni

**Grenzen erfahren**

176 Seiten broschiert

Margrit Erni beschreibt die Grenzen, denen wir ausgesetzt sind, Grenzen unserer Fähigkeiten, Möglichkeiten unserer Wirksamkeit und Empfänglichkeit. Die Autorin versteht es, den Umgang mit den Grenzen als Umgang mit dem Leben selbst darzustellen. Grenzen gehören zum Leben; sie erschrecken nicht nur, sondern schützen und bewahren zugleich, sie schenken Freiheit und geben Chancen zur Weiterentwicklung.

Margrit Erni

**Sich selber finden**

136 Seiten, broschiert

Die Autorin entwirft das Bild eines Menschen, der auf dem Weg zu sich selbst ist. Wer bin ich eigentlich? Was macht mein tiefstes Mensch-Sein aus? Dieses Buch hilft bei der Beantwortung dieser Fragen. Die Forderung nach eigener Selbstverwirklichung läßt sich auf Dauer für keinen Menschen beiseite schieben. Selbstverwirklichung ist ein widerspruchsvoller Prozeß, vor allem in einer Welt, in der das Selber-Sein immer schwerer wird.